U0278241

孤独症人士
社交技能评估与训练课程

米切尔·陶布曼（Mitchell Taubman）

罗恩·利夫（Ron Leaf）　　　　　　◎著

约翰·麦克伊钦（John McEachin）

王思逸　等◎译

其他贡献作者：

马琳·德里斯科尔（Marlene Driscoll）

B.J.弗里曼（B.J. Freeman）

阿莱恩·库尤姆吉安（Alyne Kuyumjian）

贾斯廷·利夫（Justin Leaf）

卡伦·麦金农（Karen McKinnon）

特雷瑟·帕克（Tracee Parker）

朱莉娅·皮科克（Julia Peacock）

乔恩·拉富斯（Jon Rafuse）

尤利特·萨尔图克拉奥卢（Julide Saltuklaroglu）

安德烈亚·瓦克斯（Andrea Waks）

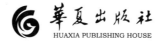
华夏出版社
HUAXIA PUBLISHING HOUSE

译者：王思逸（香港城市大学文学硕士）

冯耀文（Autism Partnership 行为分析治疗顾问）

劳向弘（Autism Partnership 行为分析治疗顾问）

谭璧瑜（Autism Partnership 行为分析治疗顾问）

谭嘉欣（Autism Partnership 行为分析治疗顾问）

王励勤（Autism Partnership 行为分析治疗顾问）

潘嘉桦（Autism Partnership 行为分析治疗顾问）

莫渼琳（Autism Partnership 高级行为分析治疗课程监督）

赖　静（Autism Partnership 行为分析治疗课程监督）

郭雅瑜（Autism Partnership 行为分析治疗课程监督）

献给　伊瓦尔·洛瓦斯博士

前　　言

　　《孤独症人士社交技能评估与训练课程》是"孤独症伙伴（Autism Partnership）"的工作人员撰写的第一本有关教授社交技能和建立社交能力的书，目的在于帮助孤独症孩子及成人对社交产生兴趣，发展他们的社交意识，增加他们的社交知识，提高互动能力。社交这一领域一直以来都是家长和教育工作者非常重视的。书中利用社交技能分类法帮助家长和教育工作者搭建起一个概念化的课程框架。除此之外，书中还包括很多进行社交活动的建议，还提供了丰富具体的社交技能课程集。

　　我们希望这本书能为所有教导孤独症儿童的人提供切实的帮助。

（理学硕士、认证行为分析师）

"孤独症伙伴"董事

http://www.autismpartnership.com.hk/

序　言

被诊断为孤独症谱系障碍（后文简称"孤独症"）的人士一定存在沟通及社交技能上的缺陷，同时还会表现出重复及刻板的行为。然而，过往历史表明，孤独症治疗和研究的重点一直强调沟通的重要性。大多课程致力于教授孩子理解语言，开口说话。我们坚信，尽管沟通是十分重要的一方面，社交技能缺陷亦是孤独症的核心问题。这些缺陷减少了孤独症人群社交的机会，导致他们时常感到孤独、被隔绝及抑郁。社交技能的缺陷无疑降低了他们生活的质量。可是，回顾利用应用行为分析（Applied Behavior Analysis，ABA）干预孤独症的相关文献，会发现集中于社交技能的干预、课程、教学和研究及其发展却远远落后于其他技能领域。社交技能和沟通领域之间的研究差异惊人，为什么会这样？

这一问题的答案反映出了社交技能的本质。沟通，尽管非常复杂，但是比较容易将其概念化、进行任务分析、教学，并最终进行干预。社交技能则是由诸多技能要素交织组成的，其概念难以理解，也无法轻易着手教学。无论是单独地看待这些技能组成要素还是把它们看作整体中的一部分，都难以将这一概念理解透彻。从某种意义上说，它们就像烟雾一样，虽然可见，但是无形，能填满整个房间，却又无法抓住。

这些技能不但内容广泛且微妙，社交互动中的每个参与者也都使这一过程成为独特的存在。无论是路过时简单的点头问好，还是第一次约会时共舞，都是如此。因此，社交技能的教学可能是使人望而却步的事情——就像是尝试修复一个破碎的水杯，需要将成百上千的碎片重新拼合，耗费大量的时间和努力。最终，它看起来像是一个水杯，但是依旧无法盛水。我们需要在教授复杂的社交技能细节与选择最佳应用方式之间保持平衡。尽管教学中需要我们做大量的练习和积累专业知识，但这个过程值得我们付出努力。

本书是我们为这一领域的发展所做出努力的成果。基于作者数十年的研究和干预经验，书中提供的信息将有助于改善社交缺陷，帮助教育工作者及家庭解决孤独症人群的社交技能需求。我们努力填补孤独症领域中尤为关键却普遍存在的空缺，将其内容呈现在本书中。

本书内容涉及孤独症人群及其社交技能（第一、第四及第五章）、社交技能评估工具与课程的制订（第六及第七章）、社交技能分类及课程内容（第八章及训练课程）以及社交技能的教学方法（第二、第三、第四及第五章）。

本书基于应用行为分析的基本原则，所阐述及使用于社交技能教学及干预的重点不仅是让孤独症人士建立简单的社交回应，而且是在保留社交技能的系统性及要领的前提下，抓住社交技能的本质，发展真实的人际关系。

因此，本书所呈现的方法和内容旨在帮助孤独症人群发展真正的社交技能，让他们及其家人不再被迫抱有虚无的希望或是等待奇迹出现。本书体现了我们为全面推进孤独症人士得到应有的社交技能发展而做出的努力。这并不是一本让人死记硬背的书，也没有过于简单、幼稚或含糊不清的内容，它能够真正地帮助孤独症人士发展实际的社交能力，同时建立真实且有意义的人际关系，从而丰富人生。

我们真诚地邀请你一同加入这段激动人心的旅程。社交技能这一领域充满了大量的新事物、不稳定性及独特性，也遍布各种挑战。对于专业的干预人员、研究人员、老师及家庭成员等相关人士而言，在广阔的学习领域中确定教学的优先次序十分关键，不要因困难就踌躇不前，社交技能毕竟在我们的生活中不可或缺。

米切尔·陶布曼（Mitchell Taubman）

罗恩·利夫（Ronald Leaf）

约翰·麦克伊钦（John McEachin）

目　　录

孤独症人士的社交技能训练课程

第一章

发展游戏及社交技能的原因[①]

游戏及社交技能对孩子而言十分重要，这些技能极大地影响孩子的生活质量，是孩子最需要掌握的能力之一。一个人在一生中，最重要的不是他是否聪慧或是知识渊博，而是他是否至少拥有一段真正的友谊，是否有人和他一起共度时光、畅谈人生或是享受生活。当一个人无法拥有真正的友谊、热情及爱好时，空虚感会占据身心，并时常出现厌倦、孤独的情绪，最终更有可能导致抑郁。不幸的是，对于有孤独症谱系障碍的儿童（以下简称"孤独症儿童"）而言，游戏及社交技能的发展往往得不到应有的重视。家庭训练课程更多集中于发展语言能力，而学校则重点培养学术能力。尽管这些能力都有助于孩子的发展，但无法替代游戏及社交技能。

与其他孩子有意义地游戏不仅可以提升孤独症儿童的幸福感，更能为他们提供发展语言及沟通技能的机会，与此同时还能促进认知能力的发展，如抽象思维加工的能力。

促进语言的发展

实验证明，儿童的语言能力可通过与同伴间的交流而获得极大的提升。当然，这样的效果并不单单是因为提供了交流的机会。仅纯粹地将孩子放置于普通的教育环境或是家庭与朋友之中并不会帮助他们发展出必要的技能，更不会发展友谊。我们应该为他们制订系统的训练课程，减少他们的问题行为，增加对同伴的兴趣，并教导他们学会如何观察、模仿及回应同伴。在此基础之上，孩子就可以极大地受益于结构化的社交情境。

相比起结构化的教学，孩子们可以从游戏及社交中获得更加自然的语言发展。尽管结构化教学在初始阶段能够帮助孩子取得进步，但是游戏及社交互动的过程更能让孩子获得显著的进步。孩子们在放松及愉悦的环境中，更容易发声及说话。比起在一

[①] 本章作者：罗恩·利夫，米切尔·陶布曼。

对一教学时，通常他们更愿意在玩电脑或是嬉水时发声。事实上，结构化的教学有时反而会抑制语言的发展。

在社交情景中，语言可得到更自然的发展。孤独症孩子可以从其他儿童身上学习该如何说话，并且是以儿童的方式学习，而成人向孩子教授的语言常带有成人的语言风格。例如：当一个孩子被问道"你几岁了?"，通常成人会教孩子回答说"我今年四岁了"。尽管这是一个非常礼貌的回答，但却过于公式，并不符合孩子通常的回应方式。三岁的儿童可能只会伸出三根手指来代替口头回应；而四岁的儿童可能会举起四根手指，说"四岁"；年纪稍大一点的孩子可能仅给出数字作答，例如"五岁""十岁"。不符合年龄的回答方式会使孩子表现得不自然，有时甚至可能会影响他们融入同伴之中。孩子们通常会使用自然（或者很"酷"）的语言，而成人说话表现的是成人的风格。即便他们试着模仿孩子的语言，但往往并不自然。

偶发性学习

孤独症人士最基本的障碍是无法通过日常观察进行学习。在发展其相关技能的同时，给孩子们提供社交及游戏的机会将有助于他们学习从日常情境中获取信息。然而，典型发育的儿童大部分经验来自对他人的观察，孤独症儿童却只能通过直接教授来获得。因此，干预最重要的目标之一就是教会孩子如何向别人学习，而有许多课程是专门教授有关"向别人学习"的特定技能，例如共同注意、小组间非语言模仿及通过观察学习等。社交及游戏互动成为孩子学习诸多技能及获取大量知识的主要途径。

一般而言，孩子需要缜密及系统性的干预（参考本书第二章、第七章内容）才能掌握偶发性学习的技能，但好处是孩子能够通过最自然的方式学习。

孤独症儿童一般在高度结构化的条件下反应更佳，因此，很少有人愿意在结构化程度相对低的环境下进行训练。可是，若这个问题得不到解决，情况只会变得更严重，继而阻碍孩子的发展。因此，教导孤独症人士尽快在结构化程度相对低的环境及较自然的情境中学习是必要的，这个过程有助于促进各种技能的融合和泛化。

社交强化

社交强化训练最大的优点之一是同伴之间会对彼此产生巨大的影响，甚至比成人更具影响力。我们常常发现，相较于老师的教育，同伴之间的交往能够更迅速、有效及自然地终止不适当的行为。此外，所产生的效用也更为持久。成人经常会使用一些听起来像是在下命令的语气说"用你自己的话说""你的行为不像是一个好朋友的表现"或"你感到生气吗?"等等。而孩子之间的表现则更加直接、诚实、自然及有效,例如他们会说"不要那么做!""给我!"或"你也太奇怪了吧!"同样地,他们也会一下子夺回他人手中的玩具,行为上亦更加有效及自然。

随着年龄增长,孤独症儿童可能会渴望取悦同伴,这是干预过程中的一个关键。同伴之间的交往能够更自然地促进适当行为的产生,从而更有可能进行泛化。因此,成人的监控变得不再那么必要。我们还发现,当同伴在孩子生活中占据更重要的地位时,融合也会更加成功。

社交及游戏技能教学面临的阻碍

当我们尝试将教授社交及游戏技能放在家庭与学校课程的首位时,面临了无数困难。我们经常听到家长说:

"我现在更关心的是让他能开口说话。"

"他学会说话之后我们再进行社交技能训练。"

"我不想占用他任何说话和学习的时间。"

"我其他孩子的朋友也不多,为什么我的孤独症孩子必须有这些技能?"

甚至部分专业人士也可能会有和家长们同样的想法,认为发展语言和认知能力才是首要任务,社交行为可以通过自身或是接触社会轻易获得。

然而,我们有理由反驳上述观点。正如前文所述,社交及游戏技能能够有效地促进语言的发展。此外,随着学生年岁的增长,学业指导也渐渐成为社交的一部分。学生不仅需要和其他同学进行小组学习,诸多社交要素(例如,对重点的暗示和略显夸张的手势)都在逐渐融为课堂及讨论的一部分。尽管孩子可能不是社交高手,但现实是,学会面对这个复杂且充满挑战的世界仍是他们的必要课题。最后,并不是所有人都非常擅长社交,但大多数人都能通过观察社交活动进行学习。所以,孩子学习如何社交是必要的。就孤独症儿童的教育和治疗而言,我们认为社交技能的发展至关重要。

这些阻力也正反映出相关课程设计的困难程度(请参考第七章内容)。语言及学习技能可相对轻易地通过结构化的课程获得发展,但游戏及社交技能教学则需要更多的灵活性及创造性。

具体的游戏及社交技能主要是根据目标同伴群体及社交文化去教授,因此,现有的社交或是游戏课程不太适用于孤独症儿童。例如,同伴团体玩的玩具不仅因为年龄和性别不同而有所差异，也会因居住地的不同而改变。例如，印度小孩的玩具和美国小孩的玩具大不相同；同样地，波士顿儿童的游戏内容和方法与达拉斯儿童相比也是千差万别。即使是同一城市不同地区间的孩子所玩的玩具及游戏内容也存在差异。因此，制订出详尽的玩具及游戏清单并非易事。

与玩具的玩法一样，社交行为也有很大的差异，甚至比游戏的选择存在更广泛的差异。例如，大多数成人教孩子接近同伴时会说："你想和我一起玩吗？"然而，现实中典型发育的儿童几乎不会使用这种开场方式。一些孩子只是随意地在周围徘徊，或者就和身边的孩子玩耍。有时候，小孩仅仅是随便抓住另一个孩子，随即就能展开社交互动；也有一些情况是小孩只是提出一个普通的问题："你在玩什么？"以上并不存在哪种方式更好，只是各有各的不同而已。再者，社交及游戏的范围非常广泛，因此，通常需要制订高度精细的课程，既能满足个别化的需求，又能适应当时的情况及文化。如此严苛的要求使人却步。

社交及游戏课程不仅难以制订及应用，个体的独特性及相关行为的短暂性也令教学难以执行，就这些方面而言，也难以在过程中给予指导。有些家长和老师可能会发觉自己在努力教授社交及游戏技能的过程中，已经极大地改变（人为或是彻底改变）了这些技能。因此，家长和老师通常会回到自己的舒适区——教授更加明确的、有既定模式的技能。同时，社交及游戏技能的教学方式也是一个复杂的课题。举个例子，在教授这些技能时可运用回合式教学（Discrete Trail Teaching，DTT），但在实施过程中需要很强的灵活性。譬如，在进行辅助及提供反馈时需要更加巧妙地处理。倘若老师自身能掌握卓越的游戏及社交技能（及方式），也可极大地促进教学进程。自然及多变的教学方式至关重要，但也绝非易事。

实施社交及游戏教学的另一阻力产生自它们对行为的影响。在结构化程度较低的情境中给予游戏及社交指令时，行为问题更容易显现，但这绝非不教授这些技能的合理借口，反之，应成为教学的理由。无论在何种情况下，处理行为问题都是十分必要的。尽管如此，繁复的过程使得家长和老师都不愿教授游戏和社交技能。

延迟教授这些技能的另一原因是有观点认为发展社交技能需要语言。毫无疑问，语言有助于社交技能的发展，但并不是必要的条件。我们可以去公园看看拥有不同文化背景的孩子游戏的情形，你很快便会发现，尽管他们不用同一种语言，仍然能够在一起度过愉快的时光。蹒跚学步的儿童在语言能力受限的情况下仍可和同伴互动。即使在平行游戏中，我们也可观察到他们彼此之间相互参照，进行互动，并根据其他人的行为调整自己的游戏方式。此外，让他们适应社交生活需要一定的时间，在初始阶段，语言并非必要条件。

　　即使教授社交及游戏课程有很多阻碍，但其重要性却依旧明确。在这方面努力做出的成果可能得不到重视或是被彻底忽视，但这并不意味着这些努力没有价值。对社交及游戏技能的缺乏是孤独症的核心障碍，相应地，在这些方面的干预及教学应成为重点及必要环节。无可否认，这是一项艰巨的工程，本书接下来的章节内容将帮助家长和专业人员减轻在社交及游戏技能教学方面的负担，促进教学的顺利开展。

第二章

互动教学法[①]

孤独症谱系障碍（简称"孤独症"）人士无法自然地发展或是轻易地学会社交技能，他们需要教学的辅助。社交技能的教学需要有效的教学方法（如本书中训练课程章节所示）。如今，有不少用于社交技能教学的方法，其中有大量研究支持的方法[②]（例如：视频示范、关键反应训练及回合式教学法），也有部分实证支持的方法（例如：社交故事），还有一些目前还几乎无实证支持的干预方法（例如：地板时光、人际关系发展干预及音乐治疗）。多年来，互动教学法（Teaching Interactions）在治疗孤独症儿童及青少年方面取得了巨大成功，并不断得到研究支持。互动教学法与回合式教学法相结合，能够在家庭、学校或是社区实践中，以一对一或是集体教学的方式，有效地用于教授各种社交技能。

应用行为分析（ABA）多年来使用示范、练习及反馈的方法，帮助学生建立多种多样的技能及行为。互动教学法在此基础上延伸为六个步骤，是一种系统化的互动式教学。

简单介绍一下互动教学法（本章节的后面会有更详尽的描述）。第一步，命名及识别目标社交技能；第二步，老师阐述参与目标社交行为的理由和意义；第三步，先将目标行为拆分为更小的行为单元并对目标行为进行说明，然后进行示范；第四步，学生与老师一起练习，或者通过角色扮演实践目标社交行为；第五步，老师根据学生在角色扮演中的表现给予具体的反馈；第六步，老师会基于学生在互动教学过程中的表现，以及其学习行为（例如：服从、注意力、参与度）的整体水平及质量，给予外在后果（例如代币得分）。

---

① 本章作者：米切尔·陶布曼，贾斯廷·利夫（Justin Leaf）及阿莱恩·库尤姆吉安（Alyne Kuyum-jian）。

② 编注：美国国家孤独症谱系障碍专业发展中心（NPDC）给出了28种循证实践的干预措施，可通过其官方网站了解更多内容。

互动教学法的步骤
1　命名和识别
2　阐述理由与意义
3　说明和演示
4　练习
5　反馈
6　外在后果（可选）

以下是一个简要的互动教学例子：

老师：你好，托德。

托德：你好，考夫曼老师。

老师：我注意到托尼坐在你旁边帮你补习数学时，你都显得有些不太自在。

托德：是的，因为我不想让自己看起来很笨。

老师：没关系，我们有时确实很难去接受别人的帮助，【命名和识别】但接受别人的帮助其实是一件好事。知道为什么吗？

托德：呃，不知道。

老师：因为这也是学习新知识的一种方式，可以让你做得更好。我也是一直这样做的。聪明人之所以聪明，是因为他们都这么学习。你想，一个老板也要不停地接受来自员工的帮助。【阐述理由与意义】

托德：原来如此。我想成为一名老板，那么我该怎么做呢？

老师：如果你想接受帮助，首先，在别人问你是否需要帮助时，你应该面带微笑地望着他们，说"真的吗？非常感谢"或是"谢谢你，我需要帮助"等类似的回答，表达出你乐意接受并十分感谢他们的帮助。不如你来扮演托尼，我来扮演你，我示范给你看该怎么做。【说明和演示】

老师：明白了吗？你可以自己试试，但这次你就是你，不用扮演别人。【练习】

角色扮演后，老师继续说道：

老师：太棒了！整个过程很顺畅，你表现出了你确实需要帮助，并且十分感激的样子，尤其是你脸上灿烂的笑容！但是，有一点你忘了，你能想起来是什么吗？【反馈】

托德：我忘记看你了？

老师：没错，让我们再试一次。和上次一样，但在说话的时候要看着我，像这样。【再次进行示范，然后再次练习】

第二次练习后，继续对话：

老师：做得太好啦！我一提出帮助，你就转向我并望着我（和托德击掌），面带微笑地告诉我你需要帮助并向我道谢。表现完美！【反馈】奖励自己十分。【外在后果（可选）】我们还要做其他的练习，但是我认为下次托尼帮你补习，或是其他人帮助你的时候，你都可以做得很好。你真的很棒！

研究文献和数十年的临床实验均表明，将互动教学法用于教授孤独症儿童和青少年各种社交及非社交行为是非常有效的。让我们一起看看互动教学法的历史及研究依据。（如果你只是对互动教学法本身感兴趣，请直接阅读"互动教学法并不适用于所有人"一节。如果想了解互动教学法的由来及实证，请按顺序阅读下一节的内容。）

互动教学法的历史及研究

互动教学法最初是家庭教育模式（Teaching Family Model）的一部分，是一种针对有不良行为的青少年设置的行为分析课程。起初，对互动教学法的研究重点是检测其对非孤独症人士的有效性。

在早期的研究中，明金（Minkin）及其同事将互动教学法应用于提高四名 12~14 岁女生的会话技能，这四名女生均有与同伴或是成人的沟通障碍问题。该研究是为了检验在与陌生成人四分钟的对话中，互动教学法能否提升这四名女生在对话中提问的能力，并给予积极的反馈。研究结果表明，经过互动教学法的干预，四名实验对象的提问能力及给予适当反馈的能力均有所提高。马洛尼（Maloney）及其同事重复了该实验并发现，四名 13~15 岁的女生在接受互动式教学之后，均能恰当地与成人交流。

现在有两本关于针对非孤独症人士的互动教学法的研究与使用手册。一本是《儿童及青少年社交技能训练手册》，可指导临床工作者使用互动教学法教授对话、克服同伴压力、听从指令及解决问题的技能。另一本手册是《高效育儿技巧：男孩镇的训练指南》，描述了如何使用互动教学法教授一系列的社交技能，例如发起对话、给予赞美、分享及轮流行动。

尽管直至 2009 年才有研究报告公开表明互动教学法对孤独症儿童及青少年教学的有效性，但本章节的主要作者早在 1980 年便将该方法从卡萨斯大学的"家庭教育计划"引用至加州大学洛杉矶分校的"孤独症青少年项目"之中。在此之后，作者发表了对干预方法的研究报告，其中包括互动教学法。此外，作者在诸多专业会议上亦提呈了有关互动教学法用于孤独症儿童教学的研究报告。这样就可印证互动教学法已成功用于孤独症治疗数十载。

2009 年，贾斯廷·利夫（Justin Leaf）及其同事将互动教学法用于对三名被诊断为孤独症的儿童进行"有利社交的技能"教学。在该项研究中，研究者检验互动教学法是否能够教授四个领域的社交技能：社交沟通（例如：适当地发起沟通）、游戏（例如：跟随同伴游戏）、情感技能（例如：给予赞美）及识别友谊（例如：一整天选择与同一人相处）。该研究中使用一对一的形式实施互动教学法，同时还使用了代币制度及提示。干预前，三名参与实验的儿童的目标社交技能几乎为零；经互动教学法干预后，所有儿童在四个领域的社交技能都获得了显著的提升。

为了进一步检验互动教学法的作用，贾斯廷·利夫与其他研究者后续进行了五项研究。第一项是对五名诊断为孤独症的儿童采用小组教学模式，验证互动教学法的效用。在该项研究中，互动教学法用于教授五名儿童如何在他人感到厌倦的情况下变换游戏、如何表示感激、如何赞美他人及如何表达同情。研究结果表明，所有参与者均能学会目标技能。其效果不止于此，在 85% 的情况下，无论是否有进步，他们都能将所学技能泛化于自然的环境中。第二项研究检验了互动教学法对四名诊断为孤独症的青少年的影响。研究表明，参与者能够在结构化及非结构化的环境中学会各种对话技能。

第三项研究中将互动教学法用于教授两名孤独症儿童玩纸牌游戏及骰子游戏（如 UNO 牌、骰子游戏、钓鱼游戏）。研究结果表明，用互动教学法加以指导，参与者能够按要求进行任一项游戏。

第四项研究评估了互动教学法在教授四名孤独症儿童社交技能（体育精神、对当下打招呼方式的回应、对同伴社交邀请的回应及扩展社交对话）过程中的作用。研究者在此过程中还使用了一种治疗指引，帮助儿童将所学的知识泛化并在日常社交生活中独立应用。在接受干预之前，四名孤独症儿童的目标行为处于低或者极低的水平。使用互动教学法之后，所有参与者均表现出高水平及连贯的社交技能。此外，该研究还采用了系统化的泛化策略，帮助儿童将所学技能有效过渡至日常的自然情境之中。该研究结果说明，互动教学法无论是在教学过程中还是在后期观察中都有显著的成效。

在最近的研究中，贾斯廷·利夫将互动教学法与社交故事进行了比较。该研究在结构化及自然的情境中，对六名 4~13 岁孤独症学生的各项社交技能进行评估，以一对一的形式实践互动教学法及社交故事。研究人员证实，使用互动教学法时，全部学生都能学会所教授的社交技能。然而，在使用社交故事时，只有部分学生掌握了所教技能。再者，相较于社交故事，接受互动教学法教学的学生能够更出色地将所学技能泛化至自然情境之中。最后，研究结果亦表明，互动教学法的效率更高，学生学习各种社交技能所需的课时及实际时间较少。因此，相较于社交故事，互动教学法是教授孤独症儿童及青少年社交技能的最佳方式。

越来越多的研究证实，使用互动教学法在教授孤独症儿童及青少年方面效果显著。尽管互动教学法适用于教授各种技能，但在教授社交技能方面的成效最为出众。

互动教学法并不适用于所有人

互动教学法，顾名思义，其中包括老师和学生之间的社交及沟通交流。因此，学生需满足前提条件，才能对其进行有意义的互动教学。倘若学生尚未掌握必要技能，回合式教学法可能更为合适和有效。

首先，学生需具备互动中最基本的对话能力（表达及理解），才能参与互动式教学。其必须能够理解对行为的大致描述，做出较具体的评论并能简单地讨论。除此之外，学生还必须能够回答有关教学内容的基本问题，参与对话环节，这种"互动"是此种教学方法的核心。同样地，在互动教学中，学生至少需具备社交容忍能力、意识到他人存在的能力、做出基本的社交回应（这毕竟不是"教学独白"）的能力。最后，学生还要能够理解一些最基本的概念，例如因果关系、对事件的预测，以及技巧实践与后期应用的关系。

使用互动教学法的前提条件
·　会话能力
·　社交能力
·　认知能力

互动教学法的过程

互动教学法包含多个步骤，可用于结构化或非结构化、有计划或无计划、一对一及小组等各种教学情境中。无论何种安排或形式，互动教学法应包括以下几个主要步骤。

命名和识别

互动教学的第一步是命名和识别目标行为。对一项技能进行命名和识别，包括指出所教授的内容并给出名称。通常，这一步还包括告诉学生相关技能适合使用的时机及场所。

该步骤的目的是确保学生明确理解所学技能，并在使用提示时，给目标技能一个明确的名称（例如，进房间前提示"还记得刚刚我们练习向一群人打招呼吗？你做得很好"），并给出明确的反馈（例如，"你刚刚请求帮助时的表现真好，看起来十分自然!"）

好的命名有什么特征呢？首先，命名必须要明确，用精练的语言进行概括。其次，所用语言要适合学生的年龄水平及同伴文化，试比较"你要好好处理大人的要求"和"请适当应对成人严苛的指令"。

识别行为时，应清晰说明什么是目标行为和什么是非目标行为。此外，要清楚地表明何时何地可使用该技能及其可能造成的问题，并与学生过去的成长经历及个人经验互相联系。孩子在现实生活中对有关技能和行为的需求也应包括其中，例如："还记得同学问你问题的情形吗？我们来探讨一下在这种情况下该怎么做。"

命名和识别

- 清晰且内容完整
- 符合年龄及文化水平
- 侧重于内容、时间及地点
- 与个人经历相关

阐述理由和意义

互动教学法的第二步是给出一个有意义的理由。这个理由并非仅仅是进行某种行为的理由，而是在进行这个行为之后自然发生的、最主要的并且对学生而言有意义的结果。当我们提及某种行为的自然影响时，譬如当我们谈论尝试通过逐步减少人为强化（例如代币）过渡到自然和持续出现的结果（自然结果），我们便是在阐述理由和意义。一个适当的理由通常以"如果……那么……"的陈述方式出现，例如："如果你能和朋友一起分享你的玩具，那么他们也会让你去玩他们超酷的恐龙玩具。"简言之，一个好的理由需阐明自然和现实的后果，并能够满足学生的个人需求和预期。这是将学生和自然后果联系起来的第一步，可促使学生最终学会目标行为。一旦学生充分掌握了所学技能，并获得了相应的结果，这种联系的效果就显现出来了。像"根据代币制度你会得分"这样的理由可在当下激励学生（非常像贿赂），也说明了想要的结果，但由于它并未与自然结果（即代币等人为强化撤除后，学生可能无法自己控制行为）

互相联系，因此其并非有意义的理由。

阐述理由和意义后，学生更愿意去学习，也会开始发展内控力，因为他们意识到自己的行为会对自身将要承受的结果产生影响。好的理由有助于学生预测结果，理解因果关系。经过一段时间的学习之后，一部分学生甚至可以自己形成有意义的理由。

除了需要讲明自然结果外，所阐述的理由还需对学生有意义。千篇一律或是毫无新意的理由无法激发他们学习知识或是技能的兴趣，无论是那些相较于学生而言对老师更为重要的理由，或是对个别学生而言毫无意义的理由都是如此。比如，有一个学生坚持与同伴争论并试图用所谓"正确"的观点"教育"他们，那么针对这名学生的目标技能应该是学会讨论及建议。"如果你一直争论，没有小朋友愿意和你玩"这个理由对于根本不想和别人玩的孩子来说，并没有太大的意义，对他来说重要的只有让其他孩子转变观点这件事情。在这种情况下，更有意义的理由应该是"如果你和他们讨论并提出建议，而不是争吵，那么其他的小朋友会更乐意改变他们的意见"。

阐述理由和意义
·　自然的结果 ·　对学生有意义

应当向学生阐明的好的理由是指做出这个社交行为对于个人而言的自然原因。所谓有意义的理由是指可以激发学生做出适当行为的理由。在开始采用互动教学法之前，老师应事先准备几个学生想要做出目标行为的理由。若这个理由对于学生来说并不重要，那么就换一个。如果老师无法想出理由，或是根本就不存在理由，那么就不要教授学生不感兴趣的技能。

学习特定技能的原因可能是多样的，但在同一个教学环节中不停地改变各种理由也对学习进度无益。

阐述理由和意义时可以说明新技能的优点、不再以"旧的方式"做事情的好处、"旧的方式"的缺点及不使用新技能的坏处。在前几节课上，老师可以使用这个理由，但是一段时间过后，老师可使用其他的理由，或是让学生提出一些其他的理由。如需要多节课教授同一技能时（普遍情况），无需每次重复阐述理由。

我们发现，通过行动来演示理由能起到更好的效果。"生动地阐述理由"可以是向学生进行演示，并作为识别训练的一部分，定期用于互动教学中（本章后面会详述）。当在自然环境中，其他人使用了目标技能并且得到积极的结果时，老师可以指出来作为示例，这也是生动地阐述理由的表现，例如："你有没有看到鲍比在打断对话前适当地等待了一会儿，这样别人就会认真听他在讲什么。"

说明/演示

互动教学法的第三步是老师进行说明/演示。在这一步，老师会说明/演示技能（或技能的一部分）。通常，一节课之中只教授某一技能的一部分，学生每节课只学习一部分，随后再全部串联在一起。技能的一部分可能是任务分析中的一个步骤（请参考第七章）或是已制订的社交技能课程中的一个阶段（请参考本书训练课程章）。但互动教学开始后，很有可能需要调整各步骤或是课程的内容，因为经常会出现内容过多学生无法消化，或是起点太低内容过于简单的情况。

老师在说明所教授的部分技能时，应包括所有的必要元素，不仅要包括讲话的内容，还应包括讲话的方式，即面部表情、语调、眼神和肢体语言，还有可见的行动、支持行为，例如通过深呼吸管理压力，以及认知方面的内在元素，例如自我对话或指导。说明应详尽及清晰，能表述各部分行为，并使用符合学生发展水平的语言，便于他们理解。

以下是一项研究中的实例，教授一个相对简单的社交技能——良好的体育精神，其各部分的说明如下：

当你在比赛中赢了其他人时，你可能想简短说几句获奖感言，但是要用恰当的方式。例如，可以用激动或是欣喜的语气说"太棒了！"或"我赢了！"但是不要过于大声，而且只说一次就够了。在此之后，向失意的对手说一些安抚的话语，例如"比赛很精彩"或"你也尽力了"，等等，语气中应表达出对他们的支持和善意，而非嘲笑或是无礼。此外，当你说话时，面部表情要适当，不表现得过度开心或是失落，并确保面对着对方。

接下来，可以提议再比一场。如果对方同意，那就再玩一次。如果对方不想继续，可以问问他们想不想玩其他的。倘若对方不想和你玩了，你可以说"好的，下次见"，让他们知道你听到并接受他们的意见，然后结束这次会面。

大部分情况下，老师不会在一节课中描述所有情境，这会让课程难以进行下去，并给学生增加压力。因此，在一节课中老师仅教一个步骤。

在演示的过程中，老师为学生示范该堂课中所有需说明的部分。通过示范能准确地展示目标行为或各个行为单元。老师通常使用真人示范（现场进行）的方式进行演示，但也可以使用书写或绘画（如社交故事）的方式，或是用视频示范。演示过程中最好有进一步或是重复的旁白说明。

除了演示新的回应方法（新技能）外，老师还需演示学生旧的回应方式，但对此必须得巧妙处理，所演示的不当行为和学生所要学习的目标技能不同，但通常孤独症学生无法区分不当和恰当的行为。因此，在进行互动教学的说明/演示一步之前、之中或是之后，必须进行识别训练（后面会详细讨论）。识别训练是指让学生在开始练习之前，先识别其他人的行为正确与否，确保自己学习的是正确的行为。

说明/演示
• 对技能或能掌握的部分的详尽说明
• 说明包括讲话内容、讲话方式及适当的面部表情和肢体语言
• 说明包括外在行为及内在（如认知）元素
• 可使用真人示范、图片或是视频示范
• 应包括识别训练

在某些情况下，比如说，有关技能已在之前的互动教学中说明过无数次，那么可不进行说明/演示这一步骤。此外，倘若之前并没示范过有关技能，但老师认为学生自己可以适当地应用这个技能（或者认为这种尝试对学生来说是一次不错的练习），那么互动教学中也可以省略说明/演示，直接进行下一步练习。

充分向学生说明和示范技能（或部分技能）之后，就让学生来演示目标技能。

练习

练习和角色扮演是互动教学中最重要的一部分。我们经常发现一些教学过程中仅有命名、阐述理由和意义、说明/演示技能的步骤，并期望学生通过这些就能学会复杂的技能。学生能只通过学习操作手册和观看视频就学会怎么开车吗？参加高尔夫球巡回赛之前要做的只是在电视上观看泰格·伍兹的比赛吗？你能不演练就直接向董事会做你的首次报告吗？生活中哪些复杂的技能是只需要充足的示范和讨论就可以掌握的？对任何人来说都做不到，更别提孤独症学生了。

要确保学生在学习过程中有充足的机会进行实践直至熟练掌握。在说明/演示之后，学生要充分练习所示范的内容（通常是部分技能），不仅包括说什么和做什么，还包括怎么说和怎么做。不要期待或要求他们练习超过示范以外的内容。若学生能完成所说明或示范以外的内容，这当然很好，但这意味着学习的内容对于学生来说过于简单或是有限。随后的互动教学可回到说明/演示这一步，加入更复杂的内容以便日后实践。若学生在实践过程中觉得困难，那么这表示所教授的内容太多或是太难。这种情况下，老师应该中断练习，进行更简单或精简的说明和演示。

学生通过角色扮演练习所教授的技能（很多时候是部分技能），而老师在情景模拟中作为学生的搭档。老师在设计互动教学的步骤时，应尽量采用能增加学生成功练习机会的方法。因此，练习一开始并不是在自然环境中进行的（通常是角色扮演），而是在设定的情境中进行，尽可能减少阻碍成功实践的可能。比如，练习起初是与成人进行，而非目标同伴；在无挑战的情境中进行；在学生情绪平稳时进行；还有如前文所述，过程中只涉及学生可掌握的部分技能。老师设置、规划练习流程，并通过自身在角色扮演中的表现掌控练习的形式和范围，这样表述、风格、复杂性、挑战性及其他因素便可进行调整。

无论要在一节课中练习多少次，或是在多少节课中做练习，学生必须完全掌握所教授的技能。影响老师决定练习次数的因素包括学习动机、学生的体力、时间限制及其他合理的理由。

练习
· 练习是学习的关键
· 练习所描述/演示的内容
· 练习最开始是在人为的角色扮演中进行
· 设计角色扮演的过程，确保学生成功
· 学生掌握后，扩展练习的内容

在任何互动教学中，随着学生成功掌握所学技能后，应系统化地扩展实践内容。反过来，技能的扩展性、复杂性和独立性会在互动教学中的说明/演示部分呈现出来。不能期待练习的结果超出说明/演示中所呈现的内容。学生应努力练习将所学技能应用于自然环境之中。

反馈

无数的研究已表明反馈在行为养成和掌握技能中的重要性。倘若没有反馈，学生无法辨别适当和不适当的行为，练习就没了方向。试想一下，在没有教练示范和完善技能的情况下练习打棒球，想要获得提升会十分困难。反馈有助于完善行为，促进成长。没有反馈时，学生只会重复错误练习、实践停滞不前，让人极度沮丧。

从某种意义上讲，反馈应贯穿于整个互动教学过程。反馈应主要针对学生的合作、努力、冷静、参与、毅力、耐心、注意力及其他学习目标。互动教学中反馈这一步骤要紧随实践。老师根据学生的表现给出具体的反馈，包括积极的反馈和纠正性反馈。反馈的关键是要具体，应针对学生对所有（尽可能多的）说明/演示过的技能练习，给予意见；积极的反馈应真诚、准确和具体；纠正性反馈不要模糊不清，要对学生起到帮助和建设性作用。也应针对学生的学习目标进行反馈，在学生使用技能感到困难，还努力合作、参与及尝试的情况下，反馈就尤为重要。

反馈
· 积极的、纠正性的 · 关键是要具体 · 反馈应针对技能的使用及学习方法 · 必要时返回其他的互动教学步骤

必要时可返回到互动教学中的说明/演示环节。例如，纠正性反馈可对某一技能进行再示范（如"你寻求帮助时，身体很放松，但是面部表情很紧张。你看看要如何展现放松的身体和表情"）。之后通常会进行额外的练习（带有额外的反馈）。有时甚至需要回到阐述理由和意义这一步，将正确的做法和这样做的理由再次进行讲述，其后通常伴有额外的示范和练习。

外在后果（可选）

通常，反馈环节会伴随外在后果（强化）。这种强化可以是代币、用物品直接强化、参加活动或获得机会；可以使用奖励条件合约；可以以其他的人为动机，对社交技能或适当的学习情况进行强化。在一些情况下，也可以给出负面的结果（例如：反应代价、不给予部分或全部的奖励），但这种只适用于学生出现干扰性和破坏性行为时，不能用于学生使用技能困难时。

外在后果能起到重要的激励作用。尽管表扬和积极的反馈对孤独症儿童有一定的作用，但是不足以激励他们参与、使用和掌握技能。没有足够的动力，学生可能就不愿学习或是应用新技能。相反地，没有对技能的使用教导，所有的动机都不可能转化为行为。教学和奖励是发展技能相辅相成的两个方面。使用外在有意义的奖励将有助于确保学生有学习和应用技能的动机。

此外，在互动教学的最后环节使用外在后果制度可建立使用技能和所提供的奖励之间的联系，从而让学生在教学过程以外也能使用目标技能。老师要向学生表明，他们不仅可以在模拟情境中获得奖励，在全天的日常生活中使用所学的技能时也会得到奖励（如：代币）。

<table>
<tr><th colspan="1" style="text-align:center">外在后果</th></tr>
</table>

外在后果
· 与学生的激励制度相联系
· 可能包括积极的或是纠正性（针对问题行为）的结果
· 强化动机
· 过渡至在教学外的情境使用
· 加强反馈
· 个别化应用

巧妙地使用外在后果包括提供"自然的"结果，即老师提供的强化物，正是使用目标技能后可能出现的积极结果（以良好体育精神的自然结果为例：学生在互动教学中展示了良好的体育精神，那么可以奖励他再次游戏作为强化）。这种强化方法不仅可以使人为的结果消退，而且可以让学生通过实践体验行为的因果关系。

最后，很明确的一点是，用作反馈的外在区别化奖励能突出及加强老师口头反馈的针对性和效果。

鉴于外在后果的诸多益处，其通常被用作互动教学法的一部分。如同所有高质量的以应用行为分析为基础的使用方案一样，外在后果的应用取决于适当性、必要性以及老师决策的灵活性。

互动教学中的注意事项

本节针对互动教学法提出几项建议及注意事项，有助于更有效地应用这一教学法。

注意每节课的时长

应用互动教学法时无需明确规定每节课的时长。以下因素都可能影响授课时间：教学地点的日程安排限制，学生表现出的学习动力、疲劳程度以及学习量。在某些情况下，最有效的课程安排是在学生掌握了一项技能或是技能的一部分时结束授课（以积极的评价结束）。如果未能按计划进行课程（例如：未能充分分解技能，学生无法掌握），那么就有必要结束课程，修改教学计划，之后再次教授有关技能。当学生在课堂教学中几乎没有进展，或完全丧失兴趣时，延长教学时间让学生重复练习某项技能也是无意义的。

尽量少用辅助

不同于回合式教学法（DTT），互动教学中使用的辅助有限。如果学生学习技能的某一部分出现困难时，更倾向于使用其他的教学方法或策略，而不是辅助。其他的教学方法或策略包括：进一步分解技能、塑造行为（如通过区别化奖励逐渐接近目标行为）、技能分解链的前后移动（如逐步将任务或技能的各部分连接在一起），等等。这些教学方法更加自然，可增强学生的独立性，也更能维护学生的尊严。

巧用语言

一些孩子的语言能力已经达到了互动教学的要求，但是理解能力（接受性语言）有限。因此，在互动教学中，老师有必要根据学生的能力减少语言的使用。同样，如果学生的表达性语言有限，那么在互动教学中应降低对交流的要求。此外，阐述理由和说明技能时所使用的语言，应与学生的年龄及学生周围同伴的文化水平相符合。

创造有趣的学习氛围

不论使用什么教学方法，只要有可能，都应创造令人愉快的教学氛围。我们建议老师与学生之间建立融洽的师生关系，作为老师，应积极热情、使用幽默的语言、富有创造性，能够使角色扮演和演示活动焕然一新，使人愉悦。

构建自然及个人化的学习环境

老师有必要尽可能地使整个教学过程自然。例如，老师应使用自然的语言、用日常行为举例，并尽量真实地进行演示及角色扮演。另外，要讲求个性化，在互动教学中调整课程（包括教学风格），使其符合特定学生的需求。任何一种优秀的教学方法都不可能适用于所有的学生。

建立自身的教学风格

当学生在互动教学中能够自然真实地互动，并且老师在其中融入自己的教学风格时，便可产生最佳的教学效果。这种情况下，融洽的师生关系也就水到渠成了。

选用正式或非正式的互动教学形式

结构化的互动教学通常以明确的陈述开场，如"我们开始互动教学吧"。而非正式的互动教学，即使我们建议其中包含所有的必要步骤，但有时它更像一场讨论（或"好友聊天"）。与年龄较大的学生在不太正式或是学校以外的情境之中进行教学，更容易产生这种类型的互动。以普通视角来看，这种"好友聊天"可能一点都不像是互动教学，整个过程十分自然。事实上，仔细观察后会发现，这种"讨论"仍包含了互动教学的关键步骤，但是已将各步骤融入看似平常的对话之中。在这种非正式的互动教学中，老师并不会宣布授课即将开始，也不会明确说出各个步骤。反之，阐述理由、说明及演示，甚至是练习的步骤，都会以讨论的形式更加自然地进行。

示例：

老师：你好，艾尔。

学生：您好，诺顿老师。

老师：最近怎么样？

学生：还不错，星际火狐玩到了第五级。本想多玩会儿，但是作业太多了。

老师：作业做得如何了？

学生：还行吧，但是我正为数学作业发愁呢，真的是太难了。

老师：数学确实很难，我也不擅长，我本来想向指导老师寻求帮助【命名】，但我搞砸了，现在我也不知道该怎么办【阐述理由】。你有过这种情况吗？

学生：我想应该是有过。

老师：当我尝试着从别人那里获得帮助时，总是搞砸，就像这样【演示错误的方式】。我也不知道我哪里做错了。

学生：你在大声嚷嚷！

老师：是吗？那你会怎么做？【开始练习，非正式的互动教学从这里展开】

决定是以非正式的形式进行互动教学，还是采用更加正式、结构化的形式要根据多种因素判断，包括所教授的技能、学生参与过程中可能出现的问题及师生之间的关系。

进行互动教学的时机

在需求出现时（例如紧随社交问题出现后）进行互动教学是可行的。这种方法的好处是，说明的理由正符合当下情境，增强说服力。然而，在许多情况下，学生仍然要受到社交问题出现后带来的负面影响，不能完全投入到教学之中或是对所涉及的问题高度敏感。在此情况下，我们强烈建议在事情发生后，将互动教学做一定程度的延迟，在更加合适的时机进行。

熟练掌握后再进行下一步

如同所有系统化的教学方式，互动教学法通过逐渐拓展技能、增加难度和复杂性、在自然的环境中独立运用来推进教学过程，并且需要确保在学生已熟练掌握当前阶段的学习内容的前提下，再进行下一步骤。

教学衔接

在互动教学课程的尾声，使用一个结束语句将教学内容与日后的努力或实践方向联系起来是一个不错的方法。这将有助于学生建立泛化（在之后的章节中将详述）的意识，向他们表明互动教学并非只是角色扮演中一个简单的步骤或行为。类似"我们下次再多尝试一些""我们下次练习时会加入更多的部分"或"我觉得你休息时也可以尝试……"的结束语句将有助于学生了解在互动教学之外还需要学习。

识别训练

长期以来，识别训练一直用于社交技能的教学。如前文所述，它可作为互动教学法的重要部分，广泛运用于互动教学课程之前、之中及之后，帮助学生辨别适当/正确（有时我们称之为"酷"）和不适当/不正确（"不酷"）的行为或行为单元，例如姿势、语调及面部表情。在训练过程中，老师以多种形式（如真人示范、图片或是视频示范）呈现各种行为，学生需要给出正确的评价（例如：酷或是不酷、礼貌或是不礼貌、厌倦或是感兴趣）。回合式教学法（不论是一对一还是小组教学），包括提供辅助和撤除辅助，非常适用于识别训练。

识别训练
·　用于互动教学之前、之中及之后
·　回合式教学
·　技能分解
·　技能合并
·　解读社交提示
·　"生动的理由"

识别训练亦有助于学生更好地解读他人的社交提示（请参考第八章社交意识一节），还能为互动教学中的阐述理由提供支持。通过举例，可以向学生展示使用新技能产生的积极结果，与不当的行为产生的负面结果形成对比。这种"生动的理由"可以使行为的理由和意义更具象化。

泛化训练

如果学生不能在日常生活中持续、独立地运用所学技能，那么社交技能的教学便毫无价值。只在结构化和人为构造的情境中教授技能，但却从不进行泛化，这就偏离了社交技能教学的核心目标。泛化训练的目的是将技能应用从角色扮演过渡至自然的场景之中。实际上，没有系统化的泛化指导，即便采用好的针对孤独症人群的教学方法也很难实现这一过渡。考虑到这一点，虽然角色扮演可以使学生远离具有挑战性的、复杂的自然因素的干扰，但这种做法也会极大地降低过渡的可能性。我们的教学目标是随着时间的推移，逐渐模糊人为的角色扮演和自然情境中使用技能之间的界限，这意味着要使角色扮演越来越真实，并逐步将教学融入自然情境之中，同时也要通过系统的计划，将人为的外在后果过渡为自然奖励（在前文阐述理由部分已有讨论）。

作为互动教学法的一部分，泛化训练能够将技能多方面地过渡至自然情境中。过渡中常见的内容如下：

1. 人物

首先，互动教学过程中需要其他参与者来帮助学生成功实践并掌握技能。在适当的情况下，随着时间的推移，教学中还应增加具有挑战性的人物或是普通人。例如，如果学生无法处理同伴的不适当行为，那么一开始应先由一名成人与学生互动，接着过渡为学生的朋友，然后再换成熟人，最终才是造成问题的人物。同样，男生在学习如何与异性（吸引他的人）进行对话时，可从向男生的朋友发起对话开始，接着是女生，最终才是特定的、吸引他的那个女生。

2. 地点

有些技能需要在特定的（及充满挑战的）地点和情境中（如休息时）学习，这时，应从舒适的地点和情境转移至更自然的地点和情境中。

3. 时间

在每周或每天（或特定事件）的特定时间应用技能最具挑战性，练习需要逐步过渡至这些特定时间点。

4. 刺激

有些技能只会在尝试或是有一定要求的社交情况中使用。在此种情形下，应从最小的刺激开始，然后过渡至现实生活中的真实挑战。比如，如果教学目标是教会学生如何应对他人的戏弄，那么应先用温和无恶意的语句，随后再过渡为可能会触动学生敏感神经的评论或行为。

5. 可预见性

生活是难以预测的，这也是独立运用所学技能的一大障碍。角色扮演不是"纸上谈兵"，其实质是在为未知情形做准备。因此，需要让学生在意外的情境中应用技能。比如，可以事先给予学生提示，然后逐渐延长事先提示与所设情境的时间间隔，最终撤除提示。

6. 逼真

角色扮演在各个方面的细节和特征，也就是让其看起来真实的部分，都应有助于让教学中使用技能的情境更加实际、自然和逼真。

7. 奖励（强化）

互动教学过程中常使用外部强化，促进学生做出适当的行为，并以此获得奖励，从而增强他们参与教学的动力。然而，要做到在无人为外部强化的前提下，将目标行为泛化至自然环境之中，就需要系统地撤除外部强化。因此，应设立一个能增加自然支持和强化可能性的情境，尤其是将教学逐渐融入日常情境，帮助泛化的发生。

泛化是指将所学技能逐步应用于自然情境。鉴于可能会涉及上文所述的多个方面，需要谨慎并循序渐进地在各方面推进。如果要成功教授驾驶手动挡汽车的技能，那么最好选择空旷、平坦的超市停车场进行练习。即使在停车场能够成功驾驶，也不能立即去繁忙的高速公路，而应选择四处无车的街道进行练习，接着去略繁忙但平坦的街道，最后选择有坡度的街道，也就是说应从没有车辆的街道开始练习，最终在有坡度和车流的街道上驾驶。同时，我们也要使用不同的车辆进行练习（适应不同的离合器和油门），一开始应选择并不繁忙的街道。每次练习时，车里搭载的乘客人数不等（有时也可不载乘客），驾驶在不同的路况上，循序渐进地达到最终目标——能够独立地驾驶（包括在高速路上）。

互动教学的泛化训练中，我们也会使用这种方法教授社交技能。我们会先在特定的方面进行练习，然后逐渐串联起整个过程。由于会涉及多个方面，因此需要跨维度训练，在开始另一方面的训练时，要适当降低之前维度的训练水平。泛化训练的最终目标不仅是帮助学生掌握技能，还应促使他们成功地在真实的社交场景中独立应用所学技能。这才是互动教学的核心目标。

第三章

社交技能小组[①]

常见的社交小组有哪些?

过往数年间我们走访了很多社交技能小组,包括以课堂为基础的小组、午餐小组以及诊所的治疗小组。这些社交技能小组的活动情况通常如下:

· 以常规讨论为开场,话题为今日或是周末的计划。

· 小组社交"课程"(例如:成为好朋友的条件、如何邀请他人游戏),其中可能还需要助教参与并进行讨论。

· 社交故事乃是基于孤独症儿童仅通过聆听或阅读故事,便能够理解复杂的社交技能的假设之上。

· 包含工作表或角色扮演的社交练习。

· 包含桌面游戏及户外游戏的社交活动。

小组的统筹者(可能是老师、助教或是专家)负责监管整个小组,确保小组正常地进行活动,同时也提供正确的信息、答案及指导。这些小组可能每天或每周进行一次活动。它们通常由"高功能孤独症"的青少年组成,各自掌握不同的社交技能。

让我们花一分钟时间来审视一下这种安排。假设这并非一个社交小组,而是一个旨在提高数学水平的学习小组,那么对于数学能力参差不齐的学生而言,同样的活动是否对每个人都有益?普遍适用的、预先设计的课程计划(通常为填鸭式)是否能够满足学生的个人需要?仅通过做数学习题是否就能提高数学水平?还是需要使用个别化且结构化的方法来教授数学学习技巧?仅阅读擅长数学的人的故事就能提高小组成员的数学水平吗?数学学习活动及课程中老师的反复提示、辅助、指导及帮助能否让学生独立学好数学?高度依赖小组助教能使他们更加独立吗?你是否真的期待仅在数学学习小组中锻炼出的数学学习方法,可以应用到其他课堂的学习中?

---

① 本章作者:米切尔·陶布曼,罗恩·利夫。

想要切实有效，就要先确保了解数学学习小组成员的个人需求，再据此教授技能。此外，小组成员将所学的技能泛化至课堂及现实生活中实属必要。既然如此，我们为何要对一般的社交技能小组抱有其他期望？

孤独症儿童社交技能训练的现状

孤独症儿童并不能单纯通过与其他人群相处来学习社交技能。同样，持续的引导及协助（从未消除的帮助或辅助）无法使他们的社交技能获得独立发展。实验表明，上述结论适用于所有孤独症人群。无论是教授简单还是复杂的社交行为，对孩子都需要细心及系统性地指导。此外，也许是最重要的一点，一周一次或两次（甚至是一天一次或两次）的小组练习无法使他们在社交领域达到长远发展的目标。

社交技能的使用需要贯穿孩子的生活，训练也应如此。再者，只是在小组、培训班或是类似的安排下训练孩子的社交技能，其习得的社交技能也无法泛化到日常生活之中，因此需要进行具体及系统的培训，使技能的应用从小团体环境转移到日常生活之中。

社交技能小组的必要要素

我们先简单了解社交技能训练小组的必要要素，随后再深入探讨它们的内容：

·针对学生需要及学习进度的个别化评估

·个别化的指导内容及适宜的教学方法

·受过专业培训的员工，可提供正确及系统化的教学方案及指导

·能设计提升独立社交能力的实用的课程方案及指导

·强调主动及体验式学习

·设置不以老师/指导者为核心的小组结构

·制订和实施可贯穿孩子生活的教学计划，并促使其所学技能应用至日常社交生活

针对学生需要及学习进度的个人化评估

每个孤独症儿童都是独一无二的，每个人都有自己的优缺点，尤其是在社交领域。在对社交能力进行个人化训练时，必须要了解学生的能力如何。这一点显而易见，甚至无需在此指出。然而，在大多数社交小组中，即便是非正式评估，也鲜有开展。

本书第六及第七章有关社交技能评估及制订课程的内容会对此有所帮助。我们并

非一定要进行详尽、正式的评估或是数据收集，但是，当孩子加入小组或是在参与的过程中有所进步时，我们需要了解他们在各个相关领域的表现情况（请参考第八章社交技能分类系统的相关内容）。

个人化的指导方法及内容

尽管有些内容（如社交技能主题）及方法（如小组范围内的代币制度）普遍适用于小组的所有成员，但个人化的教学方案仍很重要。每个孤独症儿童都有自己的社交技能缺陷，因此需要根据个人需要进行系统的指导来学习必要的技能，这点与其他领域的技能教学相同，学生的成功离不开细致、循序渐进及个人化的教学方案。同样，对每个孩子也需量身订制个别化课程方案。学习社交技能时，一部分孩子需要回合式教学（DTT），而对另外一部分互动教学法可能更适合（请参考第二章）；一部分孩子需要在高度结构化的情境中学习复杂的技能，而对另一部分则应强调在自然的环境中应用所学技能；一部分孩子学习及应用新技能时需要复杂的奖励机制，而另一部分则具有自我推动力。总而言之，个人化的教学方法是必不可少的。

受过专业培训的员工

你或许会认为社交技能训练是一件精细复杂的事情——没错。社交技能本身就十分复杂，孤独症儿童无法轻易"吸收"这项技能。高质量的社交小组需要各方面的努力及精细的架构，此时员工的能力就显得尤为重要。管理一个能切实有效地在社交技能方面产生有意义改进的社交小组，不仅要组织一些社交活动来吸引孩子参与，社交小组的负责人还需接受专业培训，具备提供多元及系统化教学方案的能力，并能同时帮助多个孩子达成目标。要达到以上的要求，单获得认证行为分析师（BCBA）的头衔并不是充分或足够的。

实用性及独立性

如前文所述，协调一组需要社交技能的儿童可能并不容易，因此统筹者会倾向采取捷径，比如在活动过程中不断地协助及引导（即从未撤除辅助）、给孩子阅读社交故事或重复教授机械化的语言及社交反应等，这些也许能帮助小组活动顺利进行，促使孩子们表现出预期的社交行为，也能填补一些社交知识，但不做任何练习及反馈（这才是互动教学法的实质）是无法让孩子学到并能够独立使用实用的社交技能的。实际上，教授能够独立使用的实用社交技能才应是社交小组的目标所在（我们实在无法想象目标还可以是其他什么）。因此，要谨慎地使用以上策略。

有时，需要采取一些实用的措施（如在指导下进行活动）来维系小组，但随着时间的过去，应减少这种策略，来确保教授了实用的社交技能。在多变的现实社会里独立地灵活运用社交技能这一目标的达成是需要付出努力的。对于孤独症孩子而言，无论是一对一指导还是社交小组训练，实践教学等系统化的教学指导是无可替代的。

主动及体验式学习

我们无法通过阅读有关驾驶的故事，坐在桌边研读手册，或是进行相关讨论就能学会驾驶汽车；同样，我们也无法通过观看高尔夫球运动的视频、阅读相关手册或是和专业选手交战数个回合，就能成为高尔夫球选手。社交技能又何尝不是如此呢？

对于孤独症人群而言，在日渐接近现实和复杂的情况下，循序渐进地给予指导是其真正学会社交技能的关键。社交技能小组的社交活动应有趣及充满体验——有些是特意规划的，有些是真实的。在适当可行的情况下，可以让典型发育的孩子也参与其中。在小组以外，孩子们在现实生活中也需要相互协助及共同努力。再者，孩子们参与的社交活动要在有目的和有计划的前提下，融入更多的趣味性。教学中有时甚至需要一对一的指导。对于孤独症儿童而言，在有趣及吸引人的社交活动中教授其社交技能（即嵌入式教学），才是社交小组成功的关键。

员工的中心地位

员工在社交技能小组中的角色可能会让人费解。在课堂上，我们努力让孤独症学生逐渐减少对助教的依赖。而无论是在老师、助教、治疗师还是其他员工组织的社交小组中，孩子都应逐步减少对他们的依赖。孩子确实需要成人的指导，员工也需维持秩序，减少混乱。但是，不应过度突显员工的地位，员工应谨慎行事，确保孩子不过度依赖成人，而是主动与成人互动或是向他们寻求帮助。

孤独症儿童需要学会独立自主地与别人互动，而非在同伴环绕的情况下，却只和成人互动。他们还需学会在没有成人的帮助和指导时，能够独立地在社交情境中运用所学技能。员工必须降低自身的存在感，让孩子学会利用周边事物，和他人互动。随着时间的过去，员工应尽力削弱自身在社交小组中的关联性，撤除辅助、消退人为的影响及脱离结构化情境，让孩子将技能的运用泛化至自然的情境之中。

将技能泛化至小组以外

纸上谈兵无法学会社交技能，参加每周两次、每次两小时的小组聚会也无法让孤独症孩子学会运用社交技能。社交技能的训练需要紧密贯穿于孩子一天的生活，不论是在学校、在空手道兴趣班课上或野餐，还是在公园、爷爷奶奶的家里。再者，必须进行泛化训练，这样在社交小组活动中习得的社交技能才能自然地用于日常的社交情境之中。所学技能不会奇迹般地发生泛化，也不会随意地过渡到小组之外。反之，泛化课程需要有计划、有系统地进行。但这并不意味着只要帮助学生在其他房间与其他小朋友互动即可。泛化应该是有计划地训练，让学生能够将技能逐渐运用于日益真实并充满挑战的情境中（请参考第二章互动教学法）。

无论是泛化还是过渡，都离不开大量的努力和互相协作。培训社交技能小组的员工，必须与其他员工、学校相关人员及家庭成员合作，并保持开放及持续的沟通与协作。重要的是，相关人员应定期会面互换信息、制订课程、回顾工作内容、调整教学方案、商讨一般干预及监督课程。当然，多方合作也是必要条件。

范例

让我们看看互相合作的例子。假设黛比是小学特教老师，每日下午都要组织社交技能小组训练，小组由她的四个孤独症学生及两名在特教学校上学的典型发育学生组成。以下内容为五名学生的姓名及他们的社交需求。不同字母代表了不同的需求。接着是对社交技能小组训练的描述，使用与之前同样的字母表示需求。这样可以突显每个学生的需求，解决方法包括整个小组的集体训练、个别训练、集中训练或是嵌入式教学方法。以下是学生的姓名及各自的需求：

· 本：（需求 A）解读他人的非语言交流；（需求 B）坚持自己的主张。

· 鲍比：（需求 C）与别人对话时，能明白他们的反应，包括别人对他所讲的内容是否感兴趣；（需求 D）主动发起社交互动。

· 玛丽：（需求 E）读懂他人的非语言提示；（需求 F）打断对话。

· 肯：（需求 G）注意到当前社交环境中的人物；（需求 H）对他人的邀请做出回应。

· 由于黛比所有的学生都存在社交意识障碍（请参考第八章的内容），她决定就解读社交提示进行一系列的小组课程，主要内容是识别社交提示（请参考第二章）。典型发育的学生与一名 ASD 学生（偶尔参加，尤其是鲍比）演示预先设定的场景，剩下的学生辨别演示中的社交提示（例如：他们是感到厌倦还是兴趣盎然、是刻板还是灵活、是激动还是冷静，即需求 A、C、E）。所有正确回答问题或是积极响应（如：专注、参与度高、积极参与、解决问题）的学生，黛比都会使用代币作为奖励。

在这个任务中，肯无需识别出社交提示，他需要做的是讲出或是指出谁在教室进行演示 G。作为奖励，他可能会得到典型发育同伴的鼓励（在积极接受这份奖励后，他可能会得到进一步的奖励）。典型发育同伴也会适时向肯提问（对需求 H 进行泛化）。

本和玛丽不仅要识别出社交提示，还需要描述去帮助他们识别出正确答案的语言和非语言提示（需求 A、E）。

即使本回答正确，老师偶尔也会坚持声称他的回答是错的（需求 B）。她将借此机会使用互动教学法（请参考第二章），教他如何坚持自己的主张（需求 B）。黛比最初会明显过度夸大自己的主张，但随着时间过去会逐渐变弱（需求 B 的泛化）。最后，让一名同伴表示不赞同本的回答（需求 B 的泛化）。

角色扮演中会涉及玛丽十分感兴趣的话题。话题会慢慢变得越来越吸引她，如果她没有突然打断演示或是插入对话，就可以获得奖励（需求 F 的泛化）。

正如前文所述，鲍比有机会在大家面前进行角色扮演，演示情景，随着机会的增多，他还可以练习主动邀请同伴一起游戏（需求 D）。老师会逐渐减少对他的引导，他对角色扮演的主动性将依赖于其他参与者的行动或活动（需求 D 的泛化）。

经过数次练习成功完成目标后，黛比会提供机会让每个学生在社交提示课程以外的情境中使用新技能，并最终在社交技能小组以外的环境中运用技能，使其进一步泛化。不难发现，活动中涉及了很多内容：小组及个人化课程的层次，以及多种贯穿整个学习过程的教学方式和目标。在整个过程中，这种学习方式都是系统化地进行，因此所学技能也是渐进式扩展，逐步过渡到独立及自然地应用。社交技能小组活动中的小部分是预先计划并经过大量编排的，但它终究帮助了孩子掌握知识并学会独立运用社交技能。

聚沙成塔

罗马非一日建成，社交技能小组能够高质量地开展活动也非一日之功。如同其他的孤独症儿童课程一样，都需要一个推进过程。通过精心培养，这些小组不仅能成为优质的服务团体，还能形成自己的风格、文化及个性。小组的活动除了能促进小组成员实质性的社交发展以外，还能反映出他们日益增强的社交能力及彼此间的相互关系，这无疑是一件美妙的事情。

第四章

社交发展与青春期[①]

典型社交发展

对于大多数青少年来说，青春期是一个极度敏感的发育阶段，它开启了从孩童时代迈入成年期的大门。然而这条通道并非"免费"通行，孩子在身体、情绪、心理、态度及行为上都要经历强烈的变化。尽管这是一个时常充满压力、令人疑惑及沮丧的时期，但典型发育的青少年会知道自己并非形单影只，其他同伴也都在同样的困惑中挣扎，因而得到安慰。通过分享经验，他们与知识更丰富及更成熟的同伴交换意见，还可以通过使用不同媒介和解决问题的技能实现心智成长，掌握独立自主及社交的能力。

所有的社交关系（如家庭、朋友及爱情）都是一个持续变动的过程。对于青春期的孩子而言，成人不再扮演那么重要的角色，同伴却在社交中占据着无可比拟的重要地位。情感上与成人疏离而与同伴亲近是这一时期的标志。青少年开始形成自己的思维、价值观、道德观及对事件的意见，变得独立并疏远父母。事实上，在对自己看重的问题表达观点时，许多青少年都直言不讳。

青春期的"成长任务"是努力实现自主、独立并认同自身人格。在这个过程中，青少年经常反抗成人施加的各种限制和规定。对他们来说，拒绝各种限制（通常表现十分激烈）是一种常态，因为他们觉得自己已经长大成人，不用受限制影响，或者认为这些限制妨碍他们的自主性。蔑视权威、无视规定、做出极端（看似不合理）的情绪反应和拒绝成人的管控常发生于青春期。曾经对典型发育儿童所期待的行为规范瞬间消失得无影无踪。

大多数青少年都能学会社交互惠，具备同理心，懂得换位思考。然而，他们会过分强调自我，认为"这就是我！"，因而有意识地选择抛弃这些品质。

青春期的特征还包括：认为自己无懈可击、难以克制冲动、不愿忍受要求被延迟

---

① 本章作者：特雷瑟·帕克（Tracee Parker）。

满足。到了青春期后期，他们总是理想化自己的想法，但又不会朝着目标立即采取具体的行动。因此，他们的内心总是充满矛盾，一方面渴望自由，另一方面又没有准备好承担随之而来的责任。解决这个矛盾是青春期发育中另一重要的转折点。

大多数青少年开始思考长期的发展——他们的未来、目标和周围的社会，逐渐承担起更多的个人责任来精心安排日常生活的各方面。例如，他们开始负责管理自己的日程和出行（比如规划社交活动、任务和作业），甚至会去寻找兼职工作，以获得一定程度上的经济独立。此外，出于建立和维护人际关系的渴望，他们最终会意识到为他人设想的重要性，开始懂得关心他人。

社交发展与孤独症谱系障碍

社会文化因素

从行为主义上说，在学习的过程中，环境塑造了我们的社交发展、知识、态度、情绪反应以及行为。简单地说，我们自出生那天起开始的人生经历，造就了我们所获得的知识、看待问题的方式、感受以及与这个世界和人群的互动方式。和我们共度时光的人、我们被看待和对待的方式、被给予（或剥夺）的机会，以及我们的行为所产生的后果都影响我们的经历。

研究表明，环境影响人类全部或是大部分的功能，包括社交发展。相对而言，一个更正常（相对于不正常）的环境所塑造的社交行为、知识及观点一般更符合主流社会。

虽然环境会影响这个过程，但大多数情况下环境并非最重要的因素。例如，在普通的主流班级中，老师对待有特殊需要的小朋友的方式经常会与别的小朋友有所区别，反之，有特殊需求的孩子在特殊的班级中被对待的方式更接近普通的同伴。

在这种境况之中，"社会文化因素"指障碍本身影响他人看待和对待一个人的方式；而"文化"的存在和发展是来自他人对孤独症谱系障碍及其他发展障碍的认知、期望及信念。可悲的是，这种观点多数是错误的。实质上，相较于普通儿童，父母和专家都趋向于对孤独症儿童的社交能力抱有较低的期望。

成人通常会把孤独症儿童看作发育迟缓于本身年龄水平且社交能力不足的儿童来对待，这种认知经常会导致一些问题的发生：

·限制了孩子养成独立性和做决定的机会。

·给不被接受的行为找借口，"孩子由于发育障碍有社交缺陷，你还能对他有何期待？"

·不重视孩子的社交需求、兴趣和欲望，更加看重他们能否完成任务或是学业。

否定社交发展的重要性可能会减轻处理社交的压力，但会增加教授社交技能的困难度。可以肯定的是，基础、具体的社交技能（尤其是在课堂里学会的）通常需要教授。例如，孤独症孩子按部就班地学习如何回应问候、与人互动时要面向别人、分享物品、等待轮流等。相比之下，更关键和更复杂的社交技能或过程往往会被忽视。

所谓"更关键"和"社交过程"的技能指的是什么呢？它们并不是在可预测和轻易识别的情境中进行的一系列简单具体及不变的步骤，而是能应用于千变万化的场景中的关键社交过程。填鸭式教学无法教会这些，相反，学生需要确切理解及实践多变的社交互动过程。例如，解决问题、坚持主张、理解伙伴关系、互惠关系及同理心（请参考本书第八章和训练课程章节）。除了这些技能自身复杂性带来的挑战外，当孤独症儿童逐渐成熟之后，他们亦难有机会在同伴间应用和实践这些技能。

这些累积的社会文化影响使孤独症孩子在一般社交发展和行为上都渐渐落后于典型发展孩子。随着孤独症孩子进入青春期，他们在迈入校园（通常为中学）时已经处于十分不利的位置。

孤独症与青春期：继发性障碍

当长成青少年时，孤独症孩子会出现一种继发性障碍，即"青春期"问题。如先前所述，他们会和同伴经历一样的情感、精神和行为上的混乱。然而，患有孤独症的青少年通常缺乏意识和知识去了解这些变化产生的原因和意义。相比普通孩子，孤独症青少年在此过程中要承受更大的代价，部分原因是他们缺乏必要的知识、经验和技能，即便有技能亦无法流畅使用。此外，他们没有和普通孩子一样的资源、同伴支持或是良好的人际关系。

如果孤独症青少年在儿童时期接受了治疗，他的治疗师需要花费数年时间教会他合作和做出社会接受的行为（如"好或不好"）。然而现在"好"可能意味着"不好"（即之前老师不鼓励的对抗性态度和冷漠行为）。一定程度上，"肆意发泄"似乎是青春期孩子的常态。在这个发展阶段，被动态度或是极度顺从并不多见，不断试探和挑战底线才是常见情况。在多数情况下，我们曾经教导的"正常和恰当"行为在此刻被颠覆。

例如：

问：如何在高中班级里找出孤独症学生？

答：一定是严格按照要求、埋头苦干的那一个。

一种恶性循环占了上风：与正常孩子在自信敢言、社交判断和功能性的独立能力方面日益加大的差距，使得家长进一步降低对自家孤独症孩子的期望，减少他们应承担的责任，巩固了他们永远是"小朋友"的观念。于是，这种过度保护、过度限制自由和对成人的依赖变成了理所当然。这种相互作用再加上他们在社交技能方面的缺陷，使他们无法为日后的成人生活做好准备，缺乏承担个人责任、自主和独立社交的必要学习经验。

青春期的社交生活布满荆棘，使人畏缩。仅仅是应付生存挑战就要耗尽全部力气。要他们在童年时期追赶上同伴的社交发展已经很困难，而青春期阶段的状况要比原来复杂一百倍，他们还会定期出现"违规"行为。

理解社交关系、人际网络机制、相互作用及"青春期文化"的微妙之处是成功与同伴社交的必要条件，然而这却超出很多孤独症青少年的能力范围。因此，他们当中的许多人无法建立起社交联系，被遗留在"朋友圈"之外，处于缺少同伴情感支持的弱势地位。

在缺乏同伴影响的情况下，这些孩子无法形成自身的独立观点、价值观、自信、主动性或自主认同感。丧失探索青春期关键里程碑的机会等同于未完成青春期的发展目标。在此期间同伴的自主性和能力得到空前提升，而孤独症孩子的社交能力则可能加速倒退。

尽管缺乏个人见解，许多高功能孤独症青少年也能意识到与同伴间扩大的差距，因此加深了社交挫败感、无助感、困惑、沮丧，加剧了社交孤立。孤独症青少年在与同伴社交的时候会越来越害羞，需要一直依赖成人（例如：家庭成员、辅助人员、照料者、机构老师）来填补社交空缺，这种情况并不让人意外。遗憾的是，这种与成人间的关系完全无法替代同伴之间的关系。

与成人间的关系和与同伴间的关系在性质和互动上存在着重大差别。除了极少数例外，成人与孩子之间的权力和影响力占比严重失衡，成人大多占主导地位。除了生理上的优势，成人还控制着与孩子相关的基本需求、资源、特权、财务和生活的其他方面。此外，孩子需要成人从情感上认可、支持和关心他们。由于孩子害怕失去这些"福利"，令成人可以一定程度上控制孩子的生活、决定和行为。

由于性质特殊，成人与孩子的社交关系是单向的。无论"孩子"做出何种行为，如何对待父母、老师和专业人员，他们都得不离不弃。这种状况限制了孩子学习和应用社交的交互性、换位思考、感知他人和其他社交关系中的关键技能。没有同伴关系，孤独症青少年不会有内在动力去理解社交的相互支持作用和发展其他更高级别的技能（同情心、体谅他人、利他主义）。同样地，他们也缺乏动力去了解别人如何思考、感知和看待他们。他们开始相信自己很可能会被无条件接纳，从而确定他们以自我为中心和极度僵化的观点。

有时，孤独症人群在度过青春期后，才发现他们已在多年间错失了适应社会生活的机会，并且难以弥补。此时，他们享受圆满的成人社交生活的可能性大大降低，在日后与成年人发展有意义的关系时也可能受到严重影响。

社交/性发展概览

社交/性发展是一个十分重要且复杂的领域，其内容远超本章节篇幅。然而，丝毫不谈及社交/性发展部分就无法适当地理解青春期孩子的内心及人际交往的本质。把性发展放在青春期孩子所面临的众多挑战之后只会造成更加严峻的人际关系、社会交往甚至是法律问题。

许多父母认为和孩子讨论性话题是一件难以启齿的事情，而对很多孩子来说也是一样。很少有父母会希望与孩子"畅谈"性话题。一部分父母甚至完全避免谈论这个话题，视孩子为"无性人"。在学校，这一话题仅限于正式的性教育课程之中，传统的性教育课程一般包括解剖和生理知识，例如青春期发育、月经、繁殖、性传播疾病和避孕等。

在情窦初开的年纪，所有孩子都经历着内在和外在的生理巨变，身体上的成熟伴随着生理上的变化，包括性欲和性感觉（如性觉醒）的增加，而这些生理变化在青少年身上表现为在性方面提高的意识、兴趣、探索及沮丧感。从生物学观点来看，孤独症孩子与普通孩子并无差别。这就表明，他们生理发育的速度和性欲的程度与普通孩子的水平并无分别。

如何应对、感知及处理这种发育期的转变，取决于孩子为此做了多少准备。家庭、文化及宗教的价值观在他们认知和应对性问题时起着重要的作用。至少在初始阶段，性探索通常以个体活动的形式进行，然而很快他们就会产生和同伴一起进行性探索的兴趣和渴望。

"正常的"社交/性发展

可以说，几乎没有孩子能够完全准备好应对即将到来的性发展。在很大程度上，这种准备是由个体决定的，并取决于多种因素。典型发育的孩子会通过各种非正式渠道了解大量的性常识，没有人会开设课堂教授他们约会、得到对方同意或是调情的规则，他们大多是偶然地通过观察他们认同和敬仰的人学习到社交及性行为中的文化规范和期望。正如一般成年人在青少年时所做的那样，典型发育的孩子也会通过搜索和接触主流资讯和媒体去了解性知识。事实上，这种模式对当今的孩子来说更为普遍。

如今，大多数的成年人都不会依赖父母、老师或是正式的性教育课堂来获得大部分的性知识或是资讯。实际上，由于想要努力形成自主的价值观、信念和对性关系与行为的认知，典型发育的孩子通常会抗拒成人的观点。他们对基本知识了解的范围和程度绝大部分来自同伴和自身生活经历。如果感到困惑或是沮丧，典型发育的孩子会寻求"专家"的慰藉，求助朋友或知识丰富的同伴给予建议，来处理这些生理上和情绪上的不安。同样，当开始约会时，他们也会依赖朋友的支持和建议来探索和处理男女关系问题。

经历青春期后，普通孩子在进入成年早期（年轻人）的生活时，可以享有数年学习社交/性知识的"机会"。这意味着，他们可从各种类型和程度的社交/性经历和关系中受益，掌握必要的技能和知识，为日后建立亲密的成人关系奠定基础。

孤独症青少年的社交/性发展

对任何学生来说，探索初高中生活中的社交领域都是令人畏惧的任务，过程中会遇到无数的困难。在此方面，孤独症青少年的诸多社交发展（过程）缺陷和"错过的课程"会给他们带来空前的障碍，因为他们可能缺乏达到社交/性发展成熟和面对这些挑战的基本社交技能，随后不断萌生的性发展会使得孤独症学生完全无法处理青春期的各种问题，这一点也在情理之中。

相比普通青少年，成人（如家长及老师）会更大程度地避免与孤独症孩子讨论性问题。以下是几种常见"原因"（现实情况下，大多数是合理的）：

· "孤独症孩子根本意识不到这个问题或是对此不感兴趣。"

· "他们发育不完善或没有能力处理这个问题。"

· "谈论这个话题会引发他们去做的兴趣。"

· "告知他们有关信息相当于默许他们的性行为。"

· "与学术追求相比，这个问题没那么重要。"

这些理由是不是听起来很耳熟？

其实避免讨论有关话题的实际原因和成人自身的处境有关：

· 许多成人在与孤独症孩子讨论这个话题时，比与典型发育的孩子进行讨论时感到更加难以启齿。

· 许多成人视孤独症孩子为"无性人"，否认他们有性方面的需求。

· 许多成人不知道该如何开启、构建或是讲授这些复杂的概念。

· 学校因害怕争议（归因为"性与残疾"的性质）而不提供实用的社交/性教育课程。

基本上，成人认为对孤独症青少年进行性教育是一个极具挑战性的任务，并对此感到十分畏惧。

虽然避免谈及有关话题，成人还是时常对孤独症青少年的性问题表现出担忧：

· 害怕孩子成为受害者。

· 害怕孩子怀孕或是感染疾病。

· 害怕青少年会做出与性相关的不当行为。

成人和孤独症青少年谈论有关"性"的话题时，为了打击他们对自身性问题的兴趣和探索，时常提供一些错误的信息，例如"十八岁之前不许接吻""如果你摸自己，全世界都会知道"或"早上要是发现床单湿了，那是因为你尿床了"。

一些孤独症孩子可能会被允许参与主流的性教育课程。然而，不同于典型发育的同伴，许多人无法明白或是掌握所教授的知识。即使能理解课堂内容，解剖学和生理学知识也只是冰山一角，并不足以让他们对社交/性发展及性关系有基本的了解。

和典型发育的同伴不同，如果孤独症青少年意识到他们的知识匮乏或是不准确，通常情况下并不会去寻求资讯或是通过媒介来弥补知识，即使他们能这样做，所获得的资讯也可能太过抽象和复杂，难以理解及应用，在一些情况下甚至可能会接触到与年龄不符或是不适当的内容（如"网络色情"）。

此外，孤独症青少年通常无法理解关于社交/性的准则和规范，这些问题十分微妙和细致，需要具备复杂的技巧（如推论、社交观察、在自然环境中把握偶然的机会学习）。他人长期的过度迎合、谅解或甚至是有违社会规范的做法（如过度尊重隐私及个人空间、披露个人资料、把相识的成年人当作"朋友"、允许甚至鼓励与年纪小的同伴社交），加剧了孤独症青少年面对这些问题的挑战。

然而，能够缩小这一差距的关键资源（同伴关系），却再度缺位。而成人，作为孤独症青少年的主要社交对象，几乎不能为他们提供与同伴建立社交和性方面关系的基础。处理社交/性方面关系的能力的缺失进一步导致了其他缺陷的产生。更加遗憾的结果是，这些孩子错失了青少年阶段普遍但又关键的人生经验和机会。

最终，这种发展上的障碍使得孤独症孩子在面对各种社交/性问题时有极高的风险，包括被同伴欺负或遭受成人的性暴力。他们可能会被"设计陷害"（例如被唆使做出不适当的行为），沦为同伴间戏弄和欺凌的受害人，甚至是出于性目的而被加以利用。有发育障碍的儿童遭受性暴力（成人犯罪）的比率远超一般儿童，这一点并不让人意外。

此外，孤独症孩子更有可能做出或被控诉做出不当的性行为，包括侵犯他人的权利（例如抚摸、跟踪）、违反社会和学校规则（例如当众做出亲密行为）以及违法行为。一些情况下，由于缺乏相关知识，即使孩子们意识到他们的行为是不适当的，也无法以正确的方式理解或是满足正常需求。更常见的情况是，他们意识不到或是无法理解自己行为的本质和带来的社会影响。出于多种原因，孤独症孩子会遭受各种形式的歧视和权利侵犯。这很讽刺，成人因恐惧而逃避，而担忧又成了现实。

转介咨询案例

以下是几个我们咨询服务收到的常规转介案例，可说明孤独症人群对社交/性行为的常见反应：

案例一：与性相关的不当行为

学校/家庭：有特殊需求的学生与另一人在学校进行"与性相关的不当行为"。

顾问：他们在学校发生了性关系吗？

学校/家庭：当然没有，只是在校园四处亲热，互相抚摸。

顾问：真的吗？在上课时吗？

学校/家庭：没有，我们绝不容许这种事情。是在教室外或课间。

顾问：好的，我明白了。他们违反了校规——学校内不允许有任何肢体上亲密的行为，对吗？

学校/家庭：也不准确，学校并没有任何"明文规定"。

顾问：好吧，这其实是一种社交规则。其他的学生知道如何避免这种行为。

学校/家庭：嗯……呃……也不是这样。好吧，我的意思是这些普通的高中生正值荷尔蒙充沛的时期，但他们知道如何"隐蔽地"进行。

顾问：好的，让我再确认一下我的理解没错：需要我处理的"不适当的性行为"是一种身体上的爱抚。这些"被发现"的学生并没有违反任何学校规定或侵犯他人的权利，除了一个细微的差别，他们的行为与学校里的大多数学生无异。这个差别就是这些"目标"学生不知道如何"隐蔽地"进行。所以，干预方案是：教会他们读懂"不成文的规定"。我总结得对吗？

学校/家庭：我想应该是这样。

案例二：不当的自慰

学校/家庭：孤独症学生"在课堂上进行不恰当的私密行为"。

顾问：他做了什么？

学校/家庭：他下体勃起，并抚摸自己。

顾问：他在课堂自慰？

学校/家庭：不，我们不允许他那样做。性冲动时他会抚摸或是加强刺激，有时还会站起来，大家都会看到。这让人很不适，也很尴尬。

顾问：我明白了，他试图扰乱课堂或是寻求负面关注？

学校/家庭：也不完全是，他会变得十分焦虑，不停地要去卫生间。

顾问：好吧，那他是想逃避上课和作业吗？

学校/家庭：呃……我也不是很确定。他还挺热衷于完成课业的。

顾问：其他（普通的）学生不会有这样的行为吗？

学校/家庭：肯定有的，但是他们会在没人知道的情况下"解决"。

顾问：好的，让我再确认一下我的理解没错：需要我处理的"不当的自慰"是一种性冲动。"被发现"的学生并不是在寻求关注、逃避课业或是真的在课堂中自慰。他只是和普通同伴一样在经历性兴奋，但是并不知道该如何巧妙地处理这个问题。我总结得对吗？

学校/家庭：我想应该是这样。

案例三：不恰当的身体接触

学校/家庭：学生间有"不恰当的身体接触"。

顾问：你是指抓住别人，接触特定的部位？例如生殖器、乳房等？

学校/家庭：并不是这样，但她每次打招呼都要拥抱别人。

顾问：是和成人还是同伴之间？

学校/家庭：她以前经常和成年人拥抱，最近在同伴之间发生得比较频繁。

顾问：所以成人并不鼓励她这么做，但是情况却加剧了，对吗？

学校/家庭：并不是这样。她没什么朋友，老师不想让她觉得自己被拒之门外，于是任由她拥抱他们。

顾问：所以，成人允许她这么做，但是同伴不允许？

学校/家庭：也不是。她看到其他同伴之间也会互相拥抱。他们都是很善良的孩子，不希望对别人不友善，于是曾经允许她这么做。

顾问：好的，但是现在别人制止她，她也还是坚持这么做？

学校/家庭：呃……也并不是这样。他们什么都没说，因为不想伤害她的感情。但是他们明显感到很不适，告诉了老师，希望我们能制止她。

顾问：好的，让我再确认一下我的理解没错：需要我处理的"不恰当的身体接触"是一种"唐突的"问候。成人和同伴都允许了这种行为，相当于鼓励（强化）她去拥抱。现在大家觉得这是个问题，但是并没有明确说明或是给予反馈。她也并没有注意到大家"明显的不适"（即非语言提示）。因此干预方案应该是教会她读懂社交暗示。我总结得对吗？

学校/家庭：我想应该是这样。

这些案例说明了什么问题？

当孤独症孩子身上出现典型的青春期行为或社交/性行为时，成人甚至是同伴经常将这些行为"病态化"；然而又因为孤独症孩子有"障碍"，他们不适当的行为被允许、忽视、支持或是原谅。往往在这个时候，这些问题行为会被塑造和强化。当最终无法忍受这些行为时，原先这些默许的成人（和同伴）又责备孤独症孩子，认为解决方案应该是"改善可能存在的问题行为"（即让它消失）。

这些判断往往是带有偏见和不公平的，老师和同伴未能正确认识孤独症孩子的技能缺陷，以及他们自身在促使问题行为"延续"过程中所起的作用。除了根源问题外，对孤独症孩子需要积极主动地教学（我们未能提供这些"课程"）。更重要的是，孤独症孩子并非仅有的（甚至是主要的）干预目标，治疗方案有必要从几个方面入手：

· 纠正将这些孩子视为"异类"的错误思想，也不要认为他们不具备与正常同伴相同的感受和需求。

· 加深成人如何造就"问题行为"的意识。

· 更重要的是，成人要意识到自己在诸多方面的"失职"。

这并不意味着孤独症孩子无需对自己的问题行为承担任何责任。事实上，随着教学和激励课程的不断增加，他们需要承担的责任也在不断增加。

遗憾的是，面对社交/性行为或性关系问题时，孤独症孩子通常得不到与同伴相同的机会。产生这种偏见的部分原因是大部分人无视孤独症青少年的年龄、能力或是发展水平，一律视他们为社交能力低下的"儿童"。

我们教授的课程

这个时候，我们应该清楚地意识到因几年间课程教学的错失所要付出的沉痛代价，这可能给孤独症孩子日后在社交/性方面的不利发展埋下了隐患：

· 社交判断错误——无法意识到或没有能力解读细微的社交暗示、状况及"规则"。

· 使用及遵守了"错误的规则"。

· 社交自信、敢言和保护自我的能力不足。

· 无法识别或接触自然支持及资源。

· 社交孤立——缺乏建立同伴关系的能力。

· 对社交界限和关系混淆不清。

尤其是，我们经常"上错课"，在课程中没有教授他们关键的知识和技能。

我们教授的"错误课程"

· 依赖成人帮助做决定，并满足基本需求。

· 生存的关键是被动接受和服从（"无条件地做让你做的事情，然后你就会得到想要的物品作为奖励"）。

· 把成人作为主要"社交"对象，降低了同伴关系的重要性。

· 即使违背了社会规则，也接受和原谅他们不适当的行为（然而令人惊讶的是，我们又期望孩子能了解一般准则，并予以实践及遵守）。

· 回避有关性的话题（"性是不好的，不要谈论，更不要想。你还是个孩子，这不适合你！不要想去感受，也绝不能去做"）。

我们未能教授的正确课程

· 寻找社交/性教育的资源。

· 准确和实用的社交/性知识和资讯。

· 必要、相关的社交概念和过程。

· 一般的个人权利及为自己发言的权利，尤其是在社交/性相关的方面。

· 如何"读懂不成文规定"（意识），理解、学习或遵守与社交/性相关的行为标准及规则。

· 有关社交/性关系的指引，包括理解及探索这些关系。

· 辨别何时应该及何时不该做出社交/性反应的基本能力。

· 在自我保护和降低受害可能性方面应必备的基本技能。

总而言之，缺乏相关资讯以及对问题的逃避导致关键技能和知识的缺失，即使在最好的情况下，对社交/性问题的不确定和困惑也会削弱孩子在社交/性关系方面的处理能力和信心。孤独症孩子发展健康的、相互接纳的、圆满的社交/性关系的可能性会因为我们的教学（教授的和没有教授的）而受限。对于能力有限的孩子而言，他们的安全也受到威胁。最可悲的是，过往经验表明，许多孤独症儿童的境遇本可不至于此！

顺利度过青春期的建议：旅行者指南

认为有张"地图"就能保证所有青少年顺利度过青春期的想法是可笑的。但是在处理孤独症孩子存在的问题时，有许多显而易见的错误和意外情况其实是可以避免的。出于同样的原因，可以强调一些关键因素，按其重要性依序处理。本章的建议主要针对这些关键因素，以下概要可提供概括指导，帮助孩子度过动荡的青春期。

合作：团体作战，切勿单打独斗

正如船舶需要一班船员一样，孤独症青少年的成长离不开团队合作。帮助他们加快社会化的过程、正视社交及性方面的需求以及防范可预见的危险是所有相关人士（例如：父母、学校老师和其他专业人士）的责任，仅凭任何一方是无法充分解决问题的。重要群体及人物的互相合作可以大大提高达到目标（即积极的解决方法或结果）的概率，而互相责备和指手画脚会导致失败。倘若相关人士无法齐心协力、有组织地进行合作，孩子的潜能发展将会受阻，身陷更加黑暗的青春期。

前景展望及努力方向：起航、航行时间、终点

这一部分有三个重要的问题：终点是哪里？预计航行时间是多久？什么时候起航？

终点：决定终点意味着设想一个期望的、现实的、长期的结果。从各角度而言，青春期是一个过渡期。你对十年后的孩子抱有怎样的期待？对于孩子日后的选择、生活质量而言，真正重要和必备的是什么？

预计航行时间：孩子需要多久才能达到目标？孩子的技能与理想结果的匹配程度如何？差距越大，所需的时间就越久。独立的社交能力（例如：理解、连贯性、责任），甚至是合理的目标，都无法在一天或是一节课内实现。掌握基本和必要的社交技能是舒适、顺利、平稳地由青春期迈入成年期的关键。

起航：何时开始将发展重要技能放在首位？开始得越晚，所需的时间就越久，孩子可用于缩小差距的时间就越少。久而久之，基本技能方面的缺陷一步步叠加，渐渐会变得越来越难以弥补，学会有关技能的可能性也会日益减少。计划/预定行程的等待时间越长，成本就越高。因等待、回避或是把重心放在其他地方而延迟开始时间会导致孩子无法及时到达目的地，也需要付出更多的努力（倘若还能实现）。无论孩子的年龄、状况或能力如何，今天就开始培养有关的社交技能吧。理想的情况是，从非常年幼的时候（即2至5岁）就可以开始学习有关技能。即便孩子超过了理想年龄也不要泄气：何时开始都不算太晚，只是从十岁开始比从十五岁开始学会的机会更大，而从十五岁开始又比从二十岁开始好……

底线：要尽可能地尝试，拒绝和回避也无法缩短一段漫长、艰辛的旅程。应把孩子最有可能实现的前景（目标太高会不合理，难以实现）作为愿景，照亮你现在该走的路。若想要减少或甚至是避免一些不必要的困难，那就应该立即开始行动。不仅仅是关于"性"或是青春期的问题，重要的课程亦要尽早教授。无论孩子年纪多大，应从当下开始解决与青春期相关的社交问题。

选择目标并按重要性排列：兴趣点

一旦确定了终点，准备出发并预估了航行时间，那么就该思考这趟旅途中的兴趣点是什么。此时应该着重强调最大程度提升孩子在青春期社交体验所需的能力（也是

到达旅程最终目的地的必要条件）。无论孩子的状况和能力如何，都应考虑以下问题：孩子成功适应当下社交生活、享受社交的益处、比现在更好地应对日常挑战的必备条件是什么？尽管需要学习的技能非常多，但请记住，一段复杂的旅程往往需要花费更多的时间去计划、推进和执行。在旅程开始时要明确需要解决的一系列目标。

以下例子为"兴趣点"清单：

· 当事情并未如期发展或常规被改变时，孩子该如何处理？

· 孩子能否针对简单的事情做出决定或是发表意见（例如：选择要穿的衣服、装饰自己的房间、在餐厅点餐）？

· 孩子能否遵守社交规范，尊重他人（例如：保持适当的身体距离、不碰他人的私人物品）？

· 孩子能否主动发起社交接触？

· 孩子能否理解并执行隐私标准（例如：闭门穿衣、进房前敲门）？

· 孩子能否回报家人的关爱，或是否认为这种回报是必要的？

· 孩子对当前社交环境的意识如何？

· 孩子是否熟悉社交类别（例如：朋友、陌生人）？

· 和同伴相比，孩子如何度过他的闲暇时间？

· 孩子能否向同伴学习？同伴能否对孩子带来影响？

· 孩子是否会对特定的同伴产生特别的兴趣（例如：被吸引、追随）？

· 孩子和同伴有多少相同的兴趣？

· 独立对孩子来说有多重要？

尽管这个清单远不够详尽，但这些类型的技能是丰富青春期社交经历、成功进行社交探索、建立人际关系和培养处理社交/性关系能力的基础。

现实中存在许多潜在目标，但你需要决定哪些是必须探索和实践的目标，哪些"兴趣点"对于顺利度过青春期而言是必须的，哪些对于达成长期目标而言是必要或是起基础作用的。

教育或是干预工作中也不可避免地涉及诸多潜在领域（包括学术）。需从以下几个方面考虑这种可能性：

当孩子 25 岁时，以下问题是否重要？

· 拼写测试得了多少分？

· 美国历史学会了多少？

· 孩子是否可以区分圆圈和日食、帐篷和屋子？

当孩子 25 岁时，如果：

·他上厕所时还开着门，那是否理解"隐私"的含义？

·他的主要消遣还是观看"托马斯小火车"，那是否和朋友享有同样的兴趣？

·每个人都继续迎合他的需求和感受，那他能否考虑别人的需求和感受？

·家长依旧决定孩子该穿哪件衣服，那他能否对自己做出的与性相关的行为决定负责？

·他不主动发起社交接触、意识不到他人的存在或一心沉迷于电脑，那能否与他人建立起联系？

·他现在刻板地遵守常规，那朋友改变计划时能否应对？

设立社交目标的意义在于能够给孩子的日常社交生活带来真正的益处。不切实际的兴趣点（即表面上促成了社交行为，但并无实质作用或根本不实用）则不应纳入计划之中。

社交目标应和青少年生活的环境相关，需要实事求是地考虑他们直接接触的同伴的行为风格、生活方式和文化水平。但这并不意味着要对孤独症青少年抱有和普通孩子一模一样的目标和期望。这些兴趣点还必须是现实的，能够实现并予以修订的（攀登珠穆朗玛峰可不应该是旅行中的第一个行程）。与此同时，开始训练时，不要低估孩子的能力，或是耗费精力和时间去思考他们为什么不能完成这些社交中的关键目标。一般来说，对孩子社交或行为的期待应尽可能地接近社交规范。然后，将有关技能拆分为小步骤进行教学，直至经过所有合理的努力后，孩子的表现能指明你的错误。

技巧、策略及方法：规划与推进

现在的问题是，确定了终点、起航时间、关键兴趣点，那么该怎样到达终点呢？

任何航行，没有细致的航行图和既定的路线指引就无法成功到达彼岸。孤独症青少年逐步掌握社交能力离不开系统化的教学和结构化的激励计划。他们并不会潜移默化地吸收社交技能。适合孤独症青少年的教学方法有回合式教学法和互动教学法（请参考第二章）。在可能的情况下，制订并使用尊重学生人格和适龄的奖励制度（例如：自我管理制度、奖励条件合约）。正如任何出行都需要供给，给孩子提供与年龄相符且有意义的激励也至关重要，直至可以得到自然的结果：充分的供给和适当的激励，即使是叛逆的青少年也会接受。

旅途中可能需要经常探索未知领域，因此，即便有了周全的计划，也需为意外事件做好准备。

不要过度溺爱和保护孩子，使他们脱离了现实世界。应当期待甚至是庆幸孩子会面临一些在每个成长期特有的困难或是无法预测的挑战（戏弄、欺凌或被同伴利用）。直觉可能会驱使你代表孩子采取行动，替他们出头，但别忘记：在现实世界中，孩子所面临的困难远比"吃饭时被其他人恶作剧"来得严峻。在可能的情况下，可以试着把这些情形作为实景教学，最关键的是，不要为你的孩子掌舵！若情况允许，就要借此机会教会他们如何掌舵。此外，在教学机会出现时，允许出现自然结果和偶发事件。当然，有些时候孩子必须被保护起来，使他们免受因自身选择、行为或缺陷造成的自然结果带来的影响。然而，在一些情况下，经历适当的自然结果可以让他们产生强大的动力，并从中吸取教训（避免日后发生更严重的自然结果）。

要未雨绸缪，在问题出现前就教授有关技能。还要创造学习机会，鼓励孩子体验在其年龄段特有的经历。在一切就绪之前，有必要使用人为的辅助，这将有助于孩子的社交技能获得系统化、渐进式的发展。

抓住一切机会处理有关问题，而非逃避。当孩子针对"性"提出问题、说出一些幼稚的话语甚至是粗话时（例如："我可以和玛丽睡觉吗？""我能摸胸部吗？"），不要过度反应和评判（"好孩子才不会说这些"）、不用低龄化的回应（幼稚的词语和回答）、不撒谎（"结了婚的人才能生小孩"）、不无视甚至是回避整个问题。相反，应借此机会教导他们，创造适合的环境及规范去讨论，学会把握分寸（例如：时间、地点、听众），并以中立温和的态度获取信息（例如："你为什么这么问？"或"你从哪儿听说的？"），然后帮助他们理解有关事实和内容（例如："那个词语的意思是……"）。也可利用这个机会鼓励孩子在日后产生类似问题、想法或困惑的时候求助于你。在回应、解决社交/性问题时可能会有些困难，但是请记住——预防胜于治疗。

底线：在无计划、无方法、无工具的情况下，是无法开启一段旅程的。仅对孤独症青少年抱有期待、给予指导，即便与普通同伴交往他们也无法发展有意义的社交技能。避免讨论或是解决一些社交/性问题，可能会减少麻烦，让成人心理上更加放松。但是，倘若一直不让孩子面对有关问题，那么发生问题的可能性就更大，到时候他们该怎么办呢？

评估、分析及修正：课程更正——旅程与天气状况

你可能正按计划进行旅程，但突遭不利状况，超出你的控制能力。没有人能完全预测公路上的大塞车、大气层的强气流或是海面上的强风暴，你甚至会发现这艘船在设计和操作上无法充分应对特殊状况。

即使已经准备了最完美的计划，你也永远无法预测所有的问题以及孩子在实际中将如何处理。现实生活中的种种状况也都无法预料，因此，只有在实践中才能对课程教学的有效性做出更准确的预测。你很可能需要在关键时刻改变课程、调整期望、变

更优先顺序及修正方法。

一些可能出现的困难如下：

·孩子对一些薄弱的领域（社交缺陷）无能为力或当前无法克服的事实日益明显。

·目标的意义和功能不符合当初所想。

·社交环境发生变化。

·出现急需解决的新的社交问题。

·社交目标是可达成的，但并非通过当前的课程教学。

·目前课程适当，但未按计划执行。

·课程需要被拆分为各个单元进行教学，便于学习。

·课程被认为内容太复杂，目标过高。

·课程被认为对孩子期望过低。

对课程及其有效性进行评估需要持续进行，即使是以非正式的形式也是相当有必要的。在无法预测的情况变得明显时，（小组）成员要开始调整计划中的各个部分，包括目标、优先顺序和最终目的。探索生活中的每段成长经历的本质并且实现多样化的干预，才是一段足智多谋且有技巧的"旅行计划"。

泛化与独立性：船只能完好地到达终点

若要最终安全抵达港湾，不仅需要考虑上述因素，船只还必须牢固，经得起风浪。如果孩子最终无法独立地在自然的社交环境中应用技能，那么先前在社交方面做的所有努力都白费了，应有意识地将所有相关训练的重点放在培养青少年的独立性（无论是在使用一般技能还是特定技能方面）上，促进他们学会在日常生活中使用技能。

需要在以下有关方面做出判断：

·选择并使用辅助

·重点放在有意义的技能上

·强调发展社交学习能力

·在自然语境中融入教学

·具体的泛化计划

只有强调独立性，才能真正运用社交技能。此外，由于独立性是此发展阶段的核心要素，独立性的提升有助于孩子的发展水平接近典型发育的青少年。倘若能够在青春期全方位培养独立性、能力及责任感，那么孩子就能为成年期做好必要准备。如果在培养孩子独立应用技能的同时，还能教会他们将所学技能泛化至日常生活之中，那么本次航行的目的便已达成，到达社交终点的目标也指日可待。

有挑战不代表不可能

青春期是一段布满艰辛的旅程，既是通往未来的过渡期，也是准备期。实际上，越早教授一些课程，孩子也更容易逐渐学会某些技能。

与此同时，所有孩子在青春期都会得到显著成长，发生改变。事实上，许多需求和机会也是直至青春期才会显现，此时在学习上也充满着无与伦比的可能性，我们没理由认为孤独症青少年做不到。

在接受了一定强度且扎实的教学后，许多孤独症青少年都能由浅入深地独立掌握有意义的社交技能。最终，他们可以成功地融入同龄人的社交生活，并从中学习，处理其中的各种挑战。

早期干预的观点非常流行，许多家长和专业人员都认为应在青春期减少干预，但我们的观点恰恰相反。如本章通篇所述，此时应拼尽全力发展社交技能，迎接下一个人生阶段的挑战。实际上，到下一个阶段也才仅仅是个开始。

第五章

建立真正的友谊[①]

如果问孤独症儿童的父母他们对孩子的最大期望是什么，最常听到的回答会是"获得有意义的友谊，真心感到快乐"。本章节旨在帮助父母和专业人士了解孤独症人群的真正友谊，并对如何建立这种友谊提供一些建议。

当提及"孤独症人群的友谊"这个话题时，我们会发现以自身的经历不能清楚地对其进行说明。这种困惑不仅仅跟如何建立真正的友谊有关，还有何谓真正的友谊。因此，我们必须先清楚了解构成真正的友谊的要素。

什么是友谊?

如果进行一项"朋友是什么"的调查，你可能会得到各式各样的答案："愿意共度时光的人""可以谈心的人""常伴身边的人""我欣赏的人""能够坦诚相对的人""期待与他见面的人""让我开怀大笑的人""值得信任的人""无需多言就能读懂我想法的人"。实际上，这些因素或特质是否在彼此身上展现，都不影响这段友谊关系的存在。从某种程度上而言，一段友谊的存在是因为双方都将之定义为友谊。然而，关键在于双方都必须真心认同他们之间的关系属于友谊。这才是真实可靠的友谊存在的前提。

我们有理由认为，一定程度的相互关系（共同分享、一起合作、共同体会或是展现某些事物）是友谊的必要元素。相互关系不仅是指在一段关系中的付出或是收获，这段关系本身也应是平等或是对等的。例如，在一段关系中，一方比另一方更强势，或是一方需要照顾另一方，那么可能"友谊"就并非这段关系的恰当定义。关注这个问题的笔者和研究人员也注意到相互关系在真正的友谊中的重要性。

这一观点对于孤独症孩子的友谊具有特殊含义。大多数情况下，孤独症孩子与同伴的关系并非相互的，例如当同伴接受训练，对孤独症孩子进行辅助治疗，或在指导下与其相处、互动时，这种关系无法称之为友谊。真正的友谊中双方的交往并非是由

---

① 本章作者：米切尔·陶布曼，乔恩·拉富斯（Jon Rafuse），贾斯廷·利夫及罗恩·利夫。

成人促成的，而是由衷产生的相互关系。如果在一段关系中，双方处于相同的地位，能同等地对待彼此，并且都因同样的想法而想要和对方交往，那才是真正的友谊。

友谊关系中其他重要的因素还包括有共同的兴趣和活动、经常性的联系；分享喜悦的心情、分享经历或知识、令人感到愉悦的关系；情感上的支持；互相吸引、遵守承诺、相互信任、渴望并期待接触，以及有助于丰富人生经历和提升个人成长的机会。至少要具备以上几个因素，孤独症人群才算获得真正优质的友谊。

友谊重要吗？

研究指出，友谊的缺失不利于孩子的身心发展，对孤独症儿童来说亦是如此。与缺乏友谊的儿童相比，能够建立并维持友谊的孩子在学校表现得更加优秀，对学校的看法也更加积极，拥有较高的自尊心及较好的社交认知技能，压力较小。研究还发现，缺乏友谊的儿童在学业上的表现较差，出现社交焦虑情绪的概率较高，更容易感到孤独，自杀或企图自杀的风险也较高。

孤独症儿童很难建立并维持高质量的友谊。鲍姆格尔（Bauminger）与苏拉姆（Sulamn）比较了14名典型发育儿童和14名孤独症儿童的母亲对于友谊的看法。结果显示，孤独症儿童确实拥有一些朋友，尽管这种友谊通常是在父母的帮助下建立的。根据家长的报告，这份研究揭示了孤独症儿童在建立友谊中存在困难的事实。鲍姆格尔与卡萨里（Kasari）在之前的研究中发现，相较于典型发育儿童之间发展起来的关系，孤独症儿童虽然有朋友，但是数量较少，友谊的质量也较低（例如：缺乏交流、游戏及社交支持）。斯图尔特（Stewart）与其同事对孤独症儿童的抑郁症发病率进行了分析，结果显示，4%至38%的孤独症儿童有抑郁症状。

鉴于上述研究以及常理，我们知道帮助孤独症人群发展和维持友谊是一件十分有意义的事情。但为什么就此所作的尝试如此有限？以下原因可以解释：首先，友谊并非由单方面建立。其次，友谊的建立与维持离不开社交技能。一方面来说，社交技能与社交关系并非相同的概念，我们发现一些社交能力有限的人也能够交到朋友。另一方面，社交技能往往对友谊产生重大的影响。本书其他章节探讨了（请参考序言及第八章）解决社交行为问题过程中存在的困难，克服这些困难显然需要巨大的努力。以上因素使孤独症人群建立友谊更具挑战性。最后，友谊及吸引力源自双方间的化学反应，但产生有关化学反应的必要元素依旧未知。正因如此，在孤独症干预领域，大部分针对发展友谊所做的努力，都强调不明确和近乎奇迹的过程是干预方法的核心。有一部分人只尝试创造外部环境和机会，认为让孤独症孩子和其他的孩子待在一起就能够发展出友谊；另一些人则认为，发展友谊仅仅是对孤独症孩子的美好祝福与希望。

我们需要做的是，不要带着碰运气或是期待奇迹的想法去发展友谊，要谨慎考虑人际关系的微妙本质；否则，只会存在表面交往行为，而非真正的高质量友谊。

当代的应用行为分析法（ABA）对发展友谊的作用

社交技能的重要性

本书花了大量篇幅讲述建立友谊的方法和途径。分类系统及课程（请参考第八章及训练课程章节）涵盖了有关社交技能的内容，并描述了如何建立社交技能（请参阅第二章互动教学法及第三章社交技能小组的有关内容）。这些内容将有助于孤独症儿童学会建立及维持友谊。

社交技能分类系统中的"社交关联"一节讨论的技能尤为重要。这些技能将一方与另一方互相联系；吸引一方建立社交关系，并帮助发展和维持这段关系。更重要的是，这些技能通常代表了一个人吸引另一个人的行为方式及性格特征——换言之，可产生相互关系及亲密关系的特质。

以"建立社交兴趣及欲望"（请参考社交技能训练课程中的社交关联一节）为例，随着建立社交兴趣及意愿的增加，孤独症人群可能不再只是寻求并主动发起与他人的互动，他们亦有可能产生和别人交往的渴望及需求。在这种渴望的驱动下，他们会愿意创造令人满意和成功的人际关系，再加上如果其能表现出同理心（请参考社交关联一节），那么就可吸引同伴，有助于发展友谊。

社交技能，尤其是建立一段可以平衡付出与收获的关系以及丰富这段关系的技能，极有可能增进友谊。与此同时，其他方面的努力和考虑因素对发展真正的友谊也很重要。

寻找最佳拍档

家长及专业人士为孩子建立友谊所做的第一步通常是找出有潜质的搭档。但这并不代表只需要集中找一些可以当朋友的孩子，更确切地说，是要找到一个互相匹配的对象，使双方都可以从这段关系中受益。这个搭档可能会与孩子有相同的脾性、习惯、兴趣，又或者是在各方面互补；可以是典型发育的孩子，也可以是有特殊需求的孩子，关键在于这个搭档要能够与孤独症孩子产生互惠互利的关系。

促进友谊发展

如果可以人为创造出社交接触及体验的机会（例如后文提到的"游戏约会"），那么家长或专家必定在其中扮演促进者的角色，促进者在人际关系建立的过程中起了重要的作用。然而，人际关系的发展应该是一个独立的过程（发生在两个孩子之间），家长应注意不要过多干预，或是企图控制整个过程。

除了要找到最佳搭档，促进者还应进行多方面准备，尤其是需要计划和安排活动，确保活动足够具有吸引力，并尽可能对参与的双方都有益处。例如，促进者要精心设计活动，使之成为两人独有的特殊经历，不仅能使双方都有所受益，还能突出彼此差异性带来的丰富体验。另外，也要发展互动、合作及竞争类型的活动，以确保其有助于促进分享和体验。最后，家长及专业人士需要创造机会，在创新和重复之间找到平衡点，这对于朋友间的共同经历和友谊发展的常规而言是很有必要的。这些都是建立友谊的基本条件，可以推进友谊建立的过程，并突显出这段关系独一无二的特质。

促进而不是控制

在扮演促进者角色时，很重要的是采取谨慎的态度。在此过程中，促进者很容易在友谊建立的过程中过度参与，例如某一瞬间、某一事件或是孩子间的互动。尤其是在促进者还需要扮演老师的角色时，由于他们不仅要促进友谊的建立，还需要教授或帮助孤独症孩子泛化社交技能，过度参与的行为很容易发生。当建立友谊是首要任务时，促进者必须十分谨慎，不要过度参与其中，不然会改变甚至是遏制友谊的发展。促进者的角色应该是开启发展过程，不时给予指导，而非过度控制或是干涉，应时刻谨记友谊是一个独立演变的过程，并以此自我约束。他们需明白一个事实：友谊的发展可能会与预期不同，尤其是一段由孩子自己独立发展并具有吸引力的关系。

为了顺利发展友谊关系，促进者有必要明确哪些活动有助于友谊的发展，哪些则是帮助技能的发展，这样他们才能明确自己的角色。当然，这并不代表促进者的角色不具备统领作用，任由孩子自由发展。"只要有人创造了社交场合，孤独症儿童就能奇迹般地发展友谊"的想法是不现实的。正如之前所述，促进者不只要创造发展友谊的机会，还需要在其中注入能促进其发展的条件。因此，促进者采取的措施应贯穿友谊建立的整个过程（例如，指导或辅助过程、为发展社交技能提供辅助或撤除辅助、修正课程、重视友谊建立的各项因素）。概括而言，当发展友谊为主要目标时，促进者应做好全方位准备，促使活动的进行，推动关系的发展，建立及执行干预方针，在有需要时提供些许帮助，并且不做过多干涉。

有关玩伴和游戏约会的几点建议

数年间，我们观察了很多孤独症儿童的游戏约会（通过与其他孩子一起玩耍获得社交机会）。大多数孩子参与的都是预先设计的活动，会有家长和专业人士从旁帮助孤独症孩子与玩伴互动或是社交。大多数观点认为，孤独症孩子与同伴处于同一社交情境中，就足以产生积极的效果。其中也涉及大量的辅助、指导、帮助（未撤除辅助）和引导。但实际上，随着时间的推移，这种方法成效甚微。这个结果也不足为奇，相对于仅将孤独症孩子与一般同伴置于同一环境并给予指导，系统化的课程学习才是建立独立社交技能和真正友谊的必要条件。

总体而言，通常游戏约会的目的是试图达到以下一个或多个目标：

· 社交容忍力

· 社交意识

· 社交兴趣

· 社交技能

· 友谊

游戏约会的目标会决定活动的大部分内容（虽然情况往往并非如此），并做出指引：

· 活动的性质

· 孤独症孩子的目标

· 课程的类型（动机性及指导性）

· 玩伴的性格特点

让我们看看先前确立的各个目标，思考该如何围绕它们设计游戏约会。

容忍力

进行游戏约会时，孤独症孩子必须具备一定的容忍力，这样才不会对有同伴在身边感到不自在，但达成这个目标需要先与同伴有足够的接触。逐渐系统化地与同伴接触有助于孤独症孩子学会接纳身边同伴的存在，这并不会直接产生社交意识或是兴趣，但是可以缓解他们排斥、拒绝和退缩的情绪。以此目标为导向，促进者要决定参与活动的孩子人数，例如在刚开始时，游戏约会中只有一个玩伴参与，并保持一定的距离，然后逐渐缩短距离，直至最终目标儿童可以和多个孩子近距离玩游戏。此外，还应考虑玩伴的举止行为，性格较被动的玩伴比较适合安排在活动的初始阶段加入，而较活泼的孩子则可在目标儿童对玩伴的容忍力有所提高时加入。

社交意识

具备社交意识意味着孤独症孩子能够意识到同伴的存在，并解读他们发出的社交提示和讯号。活动应让同伴尽量在活动中突显自身存在感，与孤独症孩子产生正面的互动（或干扰）。所选的活动应能够让孩子通过观察学习，培养他们的观察意识和解读社交提示的能力（参考本书训练课程章节），包含目标儿童较容易能观察、模仿和分辨的行为和语言表达（基于其能力）。参与游戏约会的同伴所具备的能力不应过高，否则孤独症孩子会难以捕捉或理解他们的行动。倘若活动能够顺利进行，可以逐渐提升玩伴示范行为的精细度和复杂度。

社交兴趣

与社交意识相比，社交兴趣是更进阶的目标。社交兴趣表现为：追随同伴、被同伴吸引、期待同伴的到来、对同伴的出现感到兴奋、明显受到同伴离开的影响。这个目标还包括建立对社交的渴望。

游戏约会中所用的活动和教材应有趣且具吸引力，充分包含社交诱惑力、合作和竞争等元素，并能体现出同伴的存在对进行活动和任务的促进作用（参考本书训练课程章节中"增强社交兴趣及提高参与度"一节）。应选择愿意并能够参与游戏约会这些活动的同伴。

社交技能

游戏约会的主要目的是让孤独症孩子学会具体的社交技能（参考本书第八章及训练课程章节），其中往往会融入系统化的教学，至少在入门阶段会在计划好的活动中进行教学。随着时间的推移，结构化教学愈来愈少，所学技能过渡至自然发生的情境中。拥有相似技能（和需求）的同伴可以参与小组教学，而能力较高的（不超过孤独症孩子可以理解的范围）同伴可以起到良好的示范作用，有利于孤独症孩子通过观察进行学习。

友谊

当游戏约会的目标是建立友谊时，之前章节所讨论的因素可用于指导游戏约会的实践：掌握先备技能、找到可能建立友谊的最佳搭档、必要时引导友谊的建立过程、注意撤除辅助的时机并尽可能让这个过程自然展开。

当然，游戏约会每次可以包含一个或多个目标。关键在于目标要明确，活动的内容和性质要能体现游戏约会的目标。

如何分辨真正的友谊？

这个问题又把我们带回最初的讨论。相互性是友谊中不可缺少的重要元素，这段关系还应该是平等且平衡的。与此同时，孤独症孩子的真正的友谊还包括以下参考因素：

　　·偏好：孩子是不是更喜欢与这个朋友相处、互动，而非和其他的孩子或是选择独处？

　　·吸引力：在开放和自然的社交情境中，孩子是否会自己寻找或是接近这个同伴？

　　·主动发起：孩子是否会自己提出要求或表现出想要与这个同伴接触和互动的渴望（例如：邀请进行游戏约会）？

　　·期待：孩子是否真的期待与这个同伴进行游戏或是接触？是否会事先提到这件事，或者在想到或谈及这件事时会表现出兴奋或喜悦？

　　·独特性：与其他关系相比，这段关系是不是有其自身的独特性（表现方式、特别活动及特色）？

总结

　　与本书中的其他许多内容一样，本章描述的内容旨在以有计划的、有组织的方式来促成预期的结果，并能够保留这一结果。但这种平衡并不易把握，尤其是碰上友谊这种微妙、难以捕获而又变幻莫测的人际关系。孤独症孩子在没有掌握一定的社交技能和大量辅助的前提下，很难突然发展出友谊。同时，要建立真实及特别的人际关系，就比如友谊，离不开谨慎及巧妙的干预。以上种种做法实施起来就如同在钢丝上行走般困难，但实际上是可行并且十分重要的。

第六章

孤独症人士的社交技能评估指南[①]

孤独症谱系障碍是一种广泛的发育障碍，孤独症人士缺乏充分处理复杂人际关系的能力。坎纳（Kanner）最初将孤独症描述为一种先天的障碍。他将孤独症儿童对社交兴趣的缺乏与典型发育儿童参与互惠性互动的显著倾向性进行了对比。后来的研究清楚地表明，典型发育的婴儿在出生时就显现出社交兴趣。过去几年的研究亦表明，一系列神经发育障碍导致了孤独症人士有严重的社交沟通缺陷，兴趣范围狭窄。然而，由于孤独症表现的复杂性，这些社交缺陷很难明确定义。

本章旨在提供有关孤独症人群社交技能测试及评估的资料，以及大量其他相关测试和评估的资料。研究资料主要按评估目标进行分类，通过表格对适用的测试进行归纳，并根据相关评估目的进行分类，提供更详细的信息。这些资料意在帮助使用者在充分知情的情况下选择测量工具和制订全面的评估计划时，能做出由目标驱动的决定。

孤独症人士的社交缺陷

虽然难以发展社交技能是孤独症人士的显著特征，但对这些技能的标准化测量一直存在不足。几乎没有任何针对孤独症人士的评估工具可同时测量社交缺陷和"社交能力"，大部分的研究都集中于社交技能的各种组成部分及受孤独症所影响的方面——例如，共同注意、心理理论、执行功能。尽管识别这些缺陷非常重要，但是在与之相关的信息中可用于制订适当的治疗方案和社交能力教学课程的并不多。

孤独症人士通常被认为存在社交认知缺陷，导致他们无法发展适当的社交技能。已产生了多个理论来解释这些缺陷：

·中心聚合理论（Central Coherence Theory）：大部分孤独症人士难以进行全面思考，而是更倾向于关注细节内容。

---

① 本章作者：B. J. 弗里曼（B. J. Freeman）。

· 执行功能障碍（Executive Dysfunction）：难以为达到预期结果而安排任务。

· 心理理论（Theory of Mind）：孤独症人群难以理解他人的观点。

除了这些理论所描述的行为问题，亦有研究发现了与大脑功能相关的因素。尽管发现社交技能缺陷的潜在成因及与神经相关的因素十分重要，但是我们并不能从中得知特定个体如何进行日常生活。

克林（Klin）、琼斯（Jones）、舒尔茨（Schultz）及福尔克马尔（Volkmar）详细讨论了孤独症的社交缺陷问题。他们指出，孤独症人群在高度结构化的社交推论任务及日常生活中表现的差异是该领域中"最有趣的谜题"。他们有能力用语言处理问题，但无能力在自然环境中自主运用社交技能，这种困境对测量社交技能造成了困难。克林及其同事亦指出，几乎没有研究能够明确指出这种差异的程度。到目前为止，最常用的测量方法是"文兰适应行为量表"（Vineland Adaptive Behavior Scales）中的社交领域部分。然而，对于应该教授哪种具体的技能，这种常模参照量表几乎无可用信息。

社交技能研究将重心放在改善而非评估上，使得问题更加复杂。赖肖（Reichow）及福尔克马尔查阅了有关社交技能改善的科学文献，发现测量中最大的问题是缺乏适当的评估工具，以至于无法测量在自然环境中所发生的有意义的社交技能变化。

社交沟通技能测量中存在的问题

社交技能的定义因人而异，根据情况不同也会有所差别。部分研究人员认为将社交技能与沟通技能分开测量毫无意义，应该一同测量。然而也有其他人（大部分是行为主义者）指出，社交技能与沟通技能可以分开进行独立评估，并且应该这样做。理由是社交技能测量远不如沟通技能测量重要。已有众多文献提及对语言及沟通能力的评估，并制订出这些技能的心理测试。但是，由于社交技能的组成成分复杂，并且不断变化，具体技能的表现形式是动态的，会在任何时间点受到许多变数的影响，同一个人在不同的场合对技能的呈现方式也会有很大的差别，而一个人应对的方式也会改变整个互动的性质。

韦瑟比（Wetherb）及沃特斯（Waters）查阅了社交沟通测量的相关问题（社交技能测量中也存在相同问题），包括：如何采集信息；测量何种社交沟通行为；量表中的测量项目是否属于同一种类；不同评定工具对孩子的行为判断结果是否相似；该测量法是否捕捉到该测量结构中的成长/变化；该测量方法与标准测量法之间是否有实证关联；该测量法如何区分孤独症与其他障碍；该测量方法是否符合其原本测量意图。几乎没有社交技能测量法能满足上述全部标准。

尽管有大量的研究文献重点关注典型发育儿童的社交技能测量法，但是几乎没有针对解决孤独症人士评估问题的研究。孤独症人士的社交缺陷测量分为三个范畴：筛查工具，诊断方法及互动测量，每个领域中的评估工具又可分为常模参照评估和环境评估。运用常模参照评估法的目的是确定具备社交能力的同伴所用的技能，并对比出孤独症人士的能力。运用环境评估法的目的在于找出特定社交环境下所需行为与孤独症人士所表现出的行为之间的差异。

下文将根据用户的潜在目标，提供测试和评估的有关信息。表 1 中包括当下可用的社交技能评估工具。

表 1：社交技能评级量表

Ⅰ. 筛查工具	用途	形式	评分/测量的社交行为
婴儿孤独症观察量表（AOSI）(Bryson, McDermott etal, 2000)	筛查 6~18 个月大的婴儿	18 种行为的观察清单	总分/视觉注意力、眼神追踪、眼手协调能力、模仿、情绪反应、行为反应、社交沟通及感觉动作行为
一岁儿童行为问卷（FYI）(Reznick, Baranek et al, 2007)	识别婴儿 12 个月时的异常行为	63 项问卷	总分/社交导向、理解性沟通、社交情感投入、模仿及表达性沟通
孤独症特征早期筛查问卷（ESAT）(Swinkels et al, 2006)	筛查 14~15 个月的婴儿	14 项问卷	总分/解读情绪的能力、对感官刺激的反应以及对不同玩具和各种玩法的兴趣
沟通与象征行为量表（CSBS）(Wetherby &Prizant, 1993)	12~24 个月婴儿的标准化评估	婴幼儿三项检查表；14 项筛查问卷；半结构化观察	3 项综合总分/社交（情感、眼神追踪、沟通）、言语（发声、词汇）、象征性（理解、使用对象）
沟通与象征行为发展量表（CSBS–DP）(Wetherby & Prizant, 2002)	简化版 CSBS		
幼儿孤独症筛查量表（CHAT）(Baron-Cohen, Allen & Gillberg, 1992)	筛查 18 个月婴幼儿的孤独症风险	14 项观察清单	总分/用手指物来让他人注意、视线转移及假想游戏

Ⅰ. 筛查工具	用途	形式	评分/测量的社交行为
幼儿孤独症筛查量表修订版（M-CHAT）（Robbins, Fein, Bartons & Green, 2001）	筛查18个月婴儿的孤独症风险	家长访谈清单	总分/测量孤独症的6个关键项目：对其他儿童的兴趣；食指指物；拿物品展示给父母；模仿；被呼唤名字时回应；跟随他人手指指向
两岁儿童孤独症筛查量表（STAT）（Stone &Ousley, 1997）	筛查24~35个月的儿童，区分孤独症与其他发育障碍	观察性游戏互动	总分/测量4个社交沟通领域：游戏、提出要求、引导关注、动作模仿的12种行为
早期社交沟通量表（ESCS）（Mundy, Hogan &Doehring, 1996）	研究型过程评估：6~30个月的婴儿对非语言沟通的回应	20分钟的结构化观察	5个方面的频率分数/回应社交互动；模仿及回应；共同注意；回应共同注意；提出要求
Ⅱ. 筛查/诊断量表	用途	形式	评分/测量的社交行为
儿童孤独症评定量表（第二版）（CARS2）Schopler, VanBourgondien, Wellman& Love（2010）	2岁以上儿童的孤独症诊断筛查	15项问卷及观察	总分/包括与他人相关的项目
用于教育计划的孤独症筛查工具（第三版）（ASIEP-3）Krug, Arick& Almond（2008）	2~13岁儿童的标准化诊断筛查	项目清单及观察	5个方面的子测验分数/孤独症行为量表、口头行为样本、互动评估、教育性评估、学习成效预估
广泛性发育障碍行为量表（PDDBI）Cohen &Sudhalter（2005）	1.6~12.5岁儿童的标准化诊断筛查	家长及老师评定表格	标准化测试分数及5项综合分数：沟通、互惠性社交互动、偏执性活动、学习技能
Gilliam孤独症评定量表（第二版）（GARS-2）Gilliam（2006）	鉴别和诊断3~22岁的儿童、青少年及成人	评定表格	总分/刻板行为、沟通及社交互动
孤独症谱系障碍评定量表（ASRS）Goldstein &Naglieri（2008）	2~5岁及6~18岁儿童和青少年的常模参照量评估	两个年龄组的15项表格、家长及老师评估	总分/同伴社交、成人社交、社交情感互惠、异常语言、刻板、行为僵化、感官敏感、注意力/自我调节

II. 筛查/诊断量表	用途	形式	评分/测量的社交行为
社交沟通问卷（SCQ）Rutter, Bailey & Lord（2003）	4 岁以上儿童和成人的孤独症诊断筛查	基于"孤独症诊断会谈"（ADI-R）的 40 项清单	总分/两种算法：终身及当前
III. 阿斯伯格量表	用途	形式	评分/测量的社交行为
Gilliam 阿斯伯格综合征量表（GADS）Gilliam（2001）	3~22 岁儿童、青少年及成人的标准化诊断筛查	评定量表	总分及四个子量表分数/社交互动、有限的行为模式、认知模式、实用技巧
阿斯伯格综合征诊断量表（ASDS）Myles, Bock &Simpson（2000）	5~18 岁儿童、青少年及成人的标准化诊断筛查	50 项"是/否"判断清单	总分/认知性、不适应性、语言、社交、感觉动作
库克阿斯伯格综合征指数（KADI）Krug & Arick（2002）	6~21 岁儿童、青少年及成人的标准化诊断筛查	评定量表	总分
儿童阿斯伯格综合征测试（CAST）Scott, Baron-Cohen, et al（2002）	诊断筛查	37 项检查清单	总分
阿斯伯格综合征筛查问卷（ASSQ）Ehlers, Gillberg & Wing（1999）	学龄儿童诊断筛查	项目清单	总分
IV. 更广泛的显性评估	用途	形式	评分/测量的社交行为
孤独症谱系障碍量表（AQ）Baron- Cohen, et al（2001）	正常智力成人的自我管理筛查	问卷	总分/5 个方面的孤独症特征：社交技能、注意力转换、注重细节、沟通、想象力
更广泛的孤独症症状量表（BPASS）Dawson, et al（2007）	评估儿童和成人的孤独症相关特征	访谈及观察	总分/社交动机、社交表达、对话技能、刻板/重复性行为

Ⅳ. 更广泛的显性评估	用途	形式	评分/测量的社交行为
友谊问卷（FQ）Baron-Cohen & Wheelwright（2003）	自我报告	问卷	总分/测量以下能力：享受亲密、同理心、拥护友谊、有兴趣与他人互动
同理心问卷（EQ）Baron-Cohen & Wheelwright（2004）	自我报告	60 个项目的问卷	总分或同理心总分
Ⅴ. 适应行为评定量表	用途	形式	评分/测量的社交行为
文兰适应行为量表（第二版）（Vineland-II）Sparrow，Cicchetti &Balla（2005）	社交适应行为标准化评估（自婴儿到成人）	家长及老师评定表格、访谈表格	总分及子测试分数/沟通、日常生活技能、社交、运动技能（7 岁以下）、适应不良行为
适应行为评估系统（第二版）（ABAS-II）Harrison & Oakland（2003）	社交适应行为标准化评估（自婴儿到成人）	家长及老师评定表格、访谈表格	总分/10 个子量表：沟通、社群生活、实用学术、学校/家庭生活、健康与安全、娱乐、自我照料、自我导向、社交、工作
独立行为量表（修订本）（SIB-R）Bruininks, et al（1996）	社交适应行为标准化评估（自婴儿至 80 岁成人）	项目清单	14 分/5 个方面的广泛独立性：运动、沟通（包括社交互动）、个人生活、社群生活技能、家庭/社群
Ⅵ. 诊断方法	用途	形式	评分/测量的社交行为
孤独症诊断访谈量表（ADI-R）Rutter，LeCouteour & Lord（2003）	基于《精神疾病诊断与统计手册（第四版）（DSM-IV）》的标准化诊断方法	半结构化访谈	总分/互惠性社交互动
孤独症诊断观察量表（ADOS）Lord，Rutter，Di Lavore & Risi（2002）	基于 DSM-IV 的标准化诊断方法	标准半结构化观察评估	总分/互惠性社交互动
社交回应量表（SRS）Constan-tino & Todd（2005）	评估孤独症的严重程度	65 项评定量表	总分及子量表分数/社交意识、社交认知、社交沟通、社交动机、明显的孤独症行为举止

Ⅶ. 其他社交技能量表	用途	形式	评分/测量的社交行为
马特森青少年社交技能评估表（MESSY）（1983）	测量 4~18 岁儿童及青少年的社交技能、识别潜在问题行为	62 项自我评定清单及 64 项教师评定量表	总分/语言及非语言行为的范围、参照独立及可观察的行为
马特森重度发育迟缓人士社交技能评估表（MESSIER）（1999）	测量重度发育障碍成人的社交技能	行为观察系统	确定社交技能训练的目标；85 项技能按 0~3 分评级
社交技能促进系统（SSiS）Gresham & Elliott（2008）	评估社交技能及问题行为	项目清单	总分及子量表分数/7 个社交领域：沟通、合作、敢言、责任、同理心、约束及自我控制；5 个问题行为领域：外在问题、欺凌、多动/不专注、自身问题及孤独症谱系障碍

筛查工具

　　筛查工具旨在识别可能表现出孤独症症状的社交行为及所需的进一步评估。目前已有多种筛查工具，大部分针对孩子两岁前的表现，不适用于年纪稍长的孩子。

　　婴儿孤独症观察量表（AOSI）针对 6 至 18 个月的婴儿，通过观察测量法检测他们是否存在孤独症的表现。在与婴儿大致互动后，检测人员针对 18 项风险指标勾选表格，包括视觉注意力、眼神追踪、眼手协调能力、模仿、情绪反应、行为反应、社交沟通及感觉动作行为。

　　一岁儿童行为问卷（FYI）适用于照顾者观察 12 个月的婴幼儿整体上的异常发展，尤其是孤独症风险。一共有 63 项核对表，从社交及沟通两个方面对儿童进行评级。

　　孤独症特征早期筛查问卷（ESAT）针对 14 至 15 个月的婴幼儿，分两个阶段对 14 个项目进行人群筛查。在对该工具的研究中发现，有 4 个项目可较为有效地辨别出是否有孤独症：解读情绪的能力、对感官刺激的反应以及两种游戏行为（对不同玩具及各种玩法的兴趣）。该工具针对社交行为测量中固有的复杂性，但在最初的样本中发现了大量的误报，应谨慎使用。

　　沟通与象征行为量表（CSBS）及其简化版是用于评估 14 至 24 个月的婴幼儿社交、沟通及游戏行为的标准工具。在该评估工具的研究中发现了 5 个关键社交技能：

沟通意图、惯常行为、表现方法、社会参照及沟通频率。

幼儿孤独症筛查量表（CHAT）是一种群体筛查法，用于鉴定 18 个月大的婴幼儿的孤独症风险。CHAT 有 14 项 "是/否" 判断清单，需由家长及专业人士共同完成。在该项筛查工具的研究中发现，用手指物来让他人注意、视线转移及假想游戏最具预测价值。婴幼儿孤独症筛查量表修订版（M-CHAT）在 CHAT 的基础上，新增了家长访谈。编写者建议，在婴儿 24 个月时使用 M-CHAT 筛检可以提高 18 个月筛检时的预测值。

两岁儿童孤独症筛查量表（STAT）的用途是将较年幼的孤独症儿童与其他发育障碍儿童相区分，需进行 20 分钟的观察。STAT 包括 12 个筛查项目，用于评估 4 个社交沟通领域：游戏、提出要求、引导关注及动作模仿。该筛检工具具有良好的敏感度和特殊性。

早期社交沟通量表（ESCS）为研究型评估，测量主动发起及回应非语言沟通的频率，包括共同注意、社交游戏行为及提出要求的行为。ESCS 主要是对 6 至 30 个月大的无口语婴幼儿进行 20 分钟的观察，从而预测日后的语言发展。

尽管所有的筛查工具都是为了测量社交沟通技能，但只有找到社交技能的缺陷部分，对孤独症诊断才有预测价值。这种关系支持的观点是，孤独症的核心是天生的社交缺陷。因此，教授社交技能的必要步骤是制订出能充分反映这一核心缺陷的工具。

筛查/诊断量表

这部分的几个量表既可用于筛查，也可用于诊断。制订这些工具本是为了开发诊断量表，但它们本身无法诊断孤独症。最常用的是儿童孤独症评定量表（CARS）及 Gilliam 孤独症评定量表。

儿童孤独症评定量表（CARS）于近期再次常规化。目前有两种形式，其中一种特别针对高功能孤独症儿童。CARS 结合了观察和访谈两个方面，检查孤独症孩子行为的不同之处。在区分孤独症儿童与严重认知缺陷的儿童、轻度孤独症与重度孤独症时，该评定量表尤其有效。但是，几乎没有关于常规化后的 CARS 的研究。

Gilliam 孤独症评定量表（GARS-2）是一种常模参照工具，用于协助筛查及诊断孤独症儿童。包括三个子量表：刻板行为、沟通及社交互动。另有一部分涉及发育里程碑的问题。GARS 作为筛查工具，可以做出诊断及测量治疗效果。

社交沟通问卷（SCQ）用于 4 岁以上儿童、青少年及成人。其中的 40 项检查清单根据孤独症诊断会谈制订，有两种表格：当前及终身。SCQ 在评估年龄较大的儿童和成人时尤为有效。最后只得出整体分数，并不给出具体的沟通或社交领域的分数。

表1中所列的其他诊断筛查量表相对较少使用，其中大量的诊断量表都旨在测量阿斯伯格综合征的缺陷，每个量表都基于特定的孤独症理论。有些工具得出的是各领域的分数（例如：GADS 及 ASDS），而另一些工具只给出总分。在制定治疗目标时，总分相对用处不大，因为它只能指出孤独症人士与普通人相比存在社交缺陷，或者在某些情况下可以用于反映随时间流逝产生的变化。

迦玛列（Gamliel）及伊米亚（Yir miya）亦查阅了可用于测量一般人群孤独症行为的评定量表。所有这些量表都包括对社交缺陷的测量。但是这些测量法在方法论上都存在上文所提及的相同问题。

适应行为测量

测量社交适应能力的方法也可用于书面记录孤独症社交缺陷。表1的第五部分列出了最常用的适应行为测量法，均有家长及老师两个版本，用于比较孩子在不同情境下的行为。

福尔克马尔（Volkmar）等人的报告显示，孤独症人士适应行为的测试得分普遍低于认知测试得分。弗里曼（Freeman）等人及近期肯沃西（Kenworthy）等人的报告表明，尽管沟通技能中的适应性变化与智力（IQ）分数呈正相关，但社交技能中的适应性变化并非如此。这证实了使用适应性功能测量法评估高功能孤独症人士在适应性障碍中的变化的可行性。此外，社交能力与孤独症的关系不受智力的影响，因此社交及沟通技能应分开测量，因为沟通技能与智力水平直接相关。

文兰适应行为量表（第二版）（Vineland-II） 可能是在孤独症领域中使用最广泛、研究最多的量表。除了为正常发育儿童提供常模，该量表还为孤独症儿童提供单独的常模，可用于测量孤独症的严重程度。Vineland-II 评估四个领域的技能：沟通、日常生活技能、社交及肢体能力。该量表还包括适应不良行为的指标。每一个领域都被进一步划分为三个子领域，例如社交领域进一步细分为评估人际关系、游戏及娱乐时间及家庭和社群中的处理问题的技能。Vineland-II 及其他适应行为量表用以了解儿童是否展现出这些技巧，能否独立连贯地做出这些行为。该量表测量的是实际发生的行为，而非潜在行为。

适应行为评估系统（第二版）（ABAS-II） 可用于测量从刚出生的婴儿至89岁成人的适应行为技能。分为三个年龄组：0~5 岁、5~21 岁及成人。和文兰量表一样，ABAS-II 包括分别供老师和家长使用的表格。ABAS-II 将技能划分为三个主要领域，包含了 10 个技能方面：认知领域（沟通技能、实用型学前/学术技能、自我导向技能）、社交领域（娱乐技能、社交技能）、实用领域（社群生活、学校/家庭生活、健康与安全、自我照料、工作）。该评估系统将孤独症人士纳入常模，并不为其另外划分常模。迄今为止，很少有研究关注 ABAS-II 在 ASD 中的应用，亦未明确 ASD 的具体特征。

独立行为量表（修订本）（SIB-R） 用于测量从婴儿到成人的适应行为。测量的内容包括以下几个方面：

- 大小肌肉运动技能
- 社交互动及沟通技能（社交互动、语言理解、语言表达）
- 个人生活技能（用餐/用餐准备、如厕、穿衣、自我照料、家务技能）
- 社群生活技能（安排时间及守时、金钱及价值、工作技能、适应家庭/社群生活）
- 适应不良行为（自身问题、不合群、外在问题）

和 ABAS-II 一样，几乎没有该量表如何为孤独症人士评分的相关研究。

总而言之，测量适应行为为了解孤独症的社交缺陷提供了规范的评估数据，可以用于识别整体上的强项与弱项，并测量一段时间内产生的变化。遗憾的是，这些工具更倾向于从整体上测量社交技能，但不能为制订治疗方案提供充足的信息。

针对孤独症的诊断方法

孤独症诊断访谈量表（ADI-R）及孤独症诊断观察量表（ADOS） 基于《精神疾病诊断与统计手册（第四版）》（DSM-IV）的标准制定，被视为孤独症障碍诊断的黄金标准。**孤独症诊断访谈量表（ADI-R）** 是一种半结构化的访谈，包括五个方面：开放式问题、沟通、社交发展与游戏、重复与有限行为，以及一般行为问题。它将行为按 0~3 分评级，并标注有关行为是发生在 5 岁之前还是之后。互惠性社交互动项目直接与 DSM-IV 相对应：同伴关系、分享喜悦及社交情感互惠。由于内容过长，ADI-R 主要用作诊断研究工具。**孤独症诊断观察量表（ADOS）** 是一种高度结构化的行为观察工具，用于评估社交互动、沟通、游戏及富有想象力地使用玩具，每一项都按 0~3 分评级。它根据儿童或成人的年龄及语言发展水平分为四个板块。互惠性社交互动包括眼神接触、非语言沟通、向他人呈现面部表情、于互动中分享喜悦、沟通、情绪反应、理解情绪以及洞悉自身行为等。在高度结构化的情境中，ADOS 有助于确认基本的社交缺陷，但是对于在自然环境中是否出现或缺失有关行为，该量表并不提供任何信息。

社交回应量表（SRS）是唯一一个不仅可以用作诊断工具，还能用于测量孤独症严重程度的量表。该量表包括 65 个项目，由主要照顾者或老师完成，主要测量儿童以适当的情感参与互惠性社交互动及沟通的能力。其优点在于能够在自然环境下测量孤独症症状的严重程度。SRS 测量社交意识、社交认知、社交沟通、社交动机及明显的孤独症行为举止，并给出总分，不仅能测量孤独症症状的严重程度，还能评估治疗的成效。该量表有助于确认孤独症人士问题最严重的领域，以及应该重点治疗的症状。

针对干预进行评估

评估社交技能缺陷是诊断评估及治疗中必要的一环。尽管有诸多可用于测量社交技能的量表，但针对孤独症儿童进行标准化测量的却寥寥无几。此外，部分量表虽具备与年龄相关的常模，但是标准数据中却几乎没有孤独症人群的样本。再者，虽然社交技能量表能较好地测量社交技能缺陷，但无法测量社交能力，因此在制订治疗方案时所起的作用有限。

如前文所述，赖肖（Reichow）及福尔克马尔审视了以实证为基础的社交技能训练模式，并发现部分模式确实符合以实证为基础的治疗标准。研究人员广泛地采用了各种方法对结果进行评估，从通用社交行为（例如 Vineland，ADOS）的标准化测量法，到针对特定研究操作和测量的具体行为的观察测量法。尽管两种层面的测量都很重要，但由于缺乏通用的社交技能测量法，很难对各个研究进行比较。

其他针对孤独症的测量仅有马特森青少年社交技能评估表（MESSY）及马特森重度发育迟缓人士社交技能评估表（MESSIER）。这些评估表中列出了 85 个按 0 ~ 3 分评级的项目，参考了诸多孤独症相关的行为，从简单地注视照顾者到给予赞美等复杂的技能。马特森及其同事的研究指出，MESSY 有助于确定孤独症学生的目标技能。这些量表在评估患有严重障碍的儿童时最具效用。

有望普遍用于孤独症的量表是社交技能改进系统（SSiS）。SSiS 是一种涉及多个评定人的方法，其中包括来自家长、老师及学生的评定，可以用于记录被视作积极的行为（沟通、合作、敢言、责任、同理心、约束及自我控制）发生的频率，以及大致测量问题行为（外在问题、欺凌、多动/不专注、自身问题及孤独症谱系障碍行为）。SSiS 采用国家范围内的常模对社交技能强项、社交技能表现缺陷，以及获得性缺陷是否伴有问题行为的结果进行说明。这些结果直接对应到"SSiS 干预指导"（SSiS Intervention Guide）中的教育课程。在制订出不仅能适当地测量社交技能，同时也能测量孤独症人士社交能力的量表的过程中，SSiS 朝着正确的方向前进了一大步。

行为评估

其他资料中关于行为评估的内容已经有很多。一如其他的行为评估，其核心内容主要是针对社交技能进行客观、即时及观察性的测量，即在自然的（有时是设计好的）社交环境中观察个体，并记录与特定社交行为相关的信息（包括是否出现特定社交行为、出现的频率、时长及性质）。行为评估亦应包含重要关联方（例如：父母、老师甚至是同伴）的报告及书面文件审查（例如：进度报告、个别化教育计划及本章前文所述的正式测试）。在进行行为评估的过程中，可以使用专门评估特定儿童或其社交技能的问卷及量表，或已出版的用于评估整体（或专门用于社交）行为标准但无常模参照的问卷及量表，例如："基础语言及学习技巧评估"（ABLLS）及"语言行为关键节点评估及安置计划"（VB-MAPP）。

在进行全面的具体的社交行为评估后，通过对个体行为功能的客观测量，可以获得有关社交缺陷和社交能力的多方面资料。这种具体且个人化的资料可随时用于制订具体的治疗或教育计划，并测量一定时期内的变化。但本章节先前讨论的测试均没有这一优点，因为这些测试中并没有标准化的常模参照工具。通过行为评估所得资料无法与典型发育的同伴或其他孤独症儿童的资料相对比。此外，由于准确地突出了具体的个人化资料，可能会导致异质性测量（即仅测量社交能力中独特、细微或甚至关联度很低的部分），因此并不能充分评估整体的社交功能。

本书中有提供社交技能行为评估指引的案例，第七章的内容可以帮助读者了解行为评估的过程，重点强调了如何使用第八章社交技能分类系统去引导及协助评估技能缺陷，同时亦有助于制订必要的教学方案。

总结

孤独症人士的社交技能评估这一领域较窄，但现在正不断地发展，侧重于评估社交技能各个方面的多用途工具也正在开发中。尽管一些工具有特殊优势，但是并没有哪一项测试能提供足够全面的可用于孤独症人士在社交领域的治疗及教学干预的信息。使用多种来源及多个模式（包括个人化的行为评估）的测量评估工具能够最全面地表现出孤独症人士的优缺点，也能对干预发挥最大的功能。

第七章

制订课程：任务及策略分析①

　　社交技能教学是一项艰巨的任务。首先，必须确定哪些重要的社交技能对孩子的学习有影响，以及孩子是否准备好学习特定的技能。当定下明确的社交技能目标后，将那些难以理解的学习目标分解教学是一个非常复杂的过程，例如："道歉""打断"或"让步"等。

　　由于社交群体的性质复杂且不断变化，社交技能也应灵活变通。根据互动对象的不同，我们与其互动的方式也存在细微差异。我们须具备广泛的社交能力以应对生活中的各种社交情形。鉴于以上事实，想要制订出一份涵盖全部所需教授的社交技能的课程是不可能的。我们不能仅仅在清单中勾选需要学习的社交技能，因为这些技能需要应用于广泛的社交情境、家庭环境、同伴群体、社区以及文化环境之中。

　　在多数情况下，必须向孩子教授明确的社交规则：不要和其他孩子打架、和老师说话时要看着老师、与别人对话时要给予回应等。但有些情况下社交互动的差别似乎不太明确。我们怎么知道何时该给予赞美、何时该保持距离？有时可能存在社交规则，但这些规则却难以定义。另一些情况下，更需要自己酌情考虑。

　　鉴于大多数人必须具备广泛的社交能力才能成功进行人际交往，再考虑到孤独症人群通常表现出的社交需求的范围，我们无法为他们制订出一份详尽的课程。本书训练课程一节所列的技能，旨在针对孤独症人群常见的特定需求，为社交技能培训提供指导。与此同时，所列的社交技能还可以——作为社交技能分类系统下具体社交课程的示例（请参考第八章）。当特定儿童出现特殊需求时，可根据这些课程模型制订额外的个别化课程。本章的重点是在分类系统下创建新的及具体的社交技能课程。作为家长、教育工作者或其他专业人士，我们可以通过一系列步骤来确定孩子需要学习和发展的社交技能，并凭借专业的方法将这些技能转化为具体的课程，同时确保孤独症儿童最终能够以实用及有意义的方式将这些技能相结合，运用于社会生活中。

①　本章作者：卡伦·麦金农（Karen Mckinnon）。

制订课程的过程

社交目标和任务的制订过程可分为四个步骤。首先，我们需要评估每个儿童的社交技能及其缺陷，据此为其编制单独的个人资料。根据所得资料，了解孩子状况，并列出日后需要学习的社交目标。然后，我们要决定优先教授给孩子的社交目标。最后，我们要将这些社交目标分解为孩子能够学习的技能单元，逐渐培养孩子独立及全面应用这些技能的能力。与此同时，我们必须保有教授这些技能的初心，让孩子达到在自然的社交环境中独立使用有关技能的最终目标。

第一步：评估社交技能及其缺陷

我们需要收集孩子当前社交技能及行为的相关资料，了解他们已具备哪些社交技能，以及有哪些社交缺陷。找到这些问题的答案能够为我们指明方向，从而根据可行目标展开适当的教学。

功能性行为评估可以分析孩子的社交缺陷。不恰当的社交行为有一定的目的性（例如：寻求关注、逃避社交情境、在游戏中控制他人），如果我们能了解孩子社交行为的功能，那么我们就能想出有意义的方法来应对这些行为问题。例如，如果一个孩子的行为表现"过激"，试图引起同伴的关注（例如：摔倒及大笑、做鬼脸、近距离接触同伴并发出怪声），我们可以教导他们以其他的方式引起关注（例如：邀请同伴一起分享有趣的物品或是游戏、评论或是表扬同伴正在做的事情）。通常，我们需要了解行为背后的原因，这样才能找出技能中的缺陷，想出切实可行且有意义的替代技能教授给孩子。

孩子的相关资料可通过正式评估（例如：心理测试、语言病理学评估）采集。这些资料收集工作是以实证的方式让我们深入了解孩子的社交能力，当测试是以常模为基础时，可以与孩子的同伴相比较。此外，社交技能检查清单或评估工具能协助我们了解孩子当前的社交能力，同时亦能追踪孩子一段时间内的进度。在第六章中我们提供了更多有关该领域测试和评估的资料。

正式（定期、结构化的或书面的）及非正式的行为评估非常有助于识别社交需求（请参考第六章）。这种类型的评估从多个来源获取报告，比如家庭成员、教师、照顾者，能够针对孩子的社交行为提供各种不同情况和情境下的背景资料及一般信息。从多个来源获取资料有其优势，例如报告表明，即使孩子能够在家与兄弟姐妹游戏，但他可能并不能在其他社交情境中与同伴互动。多来源收集资料可促进识别需求的过程，如果我们能知道孩子在各种情境中的状况，就能确定目标社交技能的范围。

行为评估还包括在社交情境中对孩子的直接（不仅仅是报告）观察，这种观察能够在社交情境中针对实际社交功能提供极为重要的资料（观察同伴通常更能够看清孩子自身社交缺陷的程度）。建议采用多种方式的观察，在各种情境和场合之下了解孩子的回应模式，借此对他们的社交能力及其缺陷有更多的认识。这些观察的时机包括：孩子在家与熟悉的家人互动时（例如：与堂兄妹一起玩蹦床、边吃点心边和奶奶聊天）；在操场和同伴互动时、在生日聚会或学校时、在结构化（例如：打篮球）或非结构化（例如：在沙滩边）的社交情境中时、与一个或多个同伴在一起时和与熟悉或不熟悉的孩子在一起时。

在对孩子进行评估时，可以创建一个社交技能清单，有助于在课程制订的后期进行检查，汇集从多个来源收集的资料。下表以四岁的麦迪逊为例，对其在幼儿园户外自由玩耍时、室内自由游戏时以及与一名老师及同伴进行结构化的配对游戏时展开了观察。其父母亦针对她与其他家庭成员的社交互动情况做出了报告。

麦迪逊的社交技能及其缺陷资料

已掌握的技能	出现的行为（需要巩固）	缺陷
主动对同伴进行评价	回应同伴的评论（有时回应、有时忽视）	想要控制游戏，按照自己的方式进行
想出有创意的玩法（良好的想象力）	眼神接触（通常在自己说话时发生，在听别人说话时没有）	在游戏中反驳同伴的意见
话题知识（有足够的相关内容与同伴进行对话）	回应成人（回应熟悉的成人，但不回应不熟悉的老师）	对自己不是主角感到生气
回应成人大多数的问题		轮换发言时难以等待
积极回应社交关注		打断老师或同伴的发言
非常渴望与同伴一起		试图主导同伴——每天自己选择朋友并拒绝其他同伴的任何示好

在分析了在社交技能方面的优缺点之后，评估人员能够使用社交技能分类系统（参考第八章）有序并有重点地开展社交需求建立的过程。例如，在观察社交意识方面

时，可以辨别以下技能：孩子能否注意到他人？他能不能理解游戏主题？能否识别他人的非语言提示？对流行文化（例如：音乐、电视、电影、电脑、游戏机）是否有足够的了解？能否理解他人的观点？是否表现出其他孩子会觉得奇怪的行为？考虑社交沟通时，可以思考以下问题：孩子能否理解对话主题并参与其中？能否做到适当打断、适时道歉、沟通时保持适当的空间？考虑社交互动时，评估人员可以观察以下行为：孩子能否回应别人的邀请或自己主动发起邀请？是否会根据他人的反应改变自己的行为？是否有能力发表主张、谈判或解决问题？在社交学习领域，家长或专业人士可以考虑以下问题：孩子是否能随时从同伴的行为中学习？能否跟上小组成员的进度？同伴文化是否随时会"淹没"孩子？最后，在社交关联领域，评估员可以考察以下问题：孩子是否有兴趣进行社交？是否有共同注意？能否展现真实的同理心？

分类系统通过将关注点引导至具体的领域，帮助你注意到需求中非常细微的部分以及有严重缺陷的部分。此外，它还能够协助安排、组织和管理（并最终优化）课程制订的过程，否则整个过程会因为目标太多，最终步履艰难。

第二步：明确大范围的目标

在麦迪逊的例子中，所有缺陷似乎指向一个共同的问题：她想要控制别人做什么和说什么；打断他人并用自己的想法主导。在社交方面，麦迪逊似乎太专注于自己的渴望和需求，无法使用适当的社交技能让他人发言、分享想法或评论，以及在社交游戏中轮流行动，持续表现出社交互动困难。我们可以认为这些缺陷归根结底是因为缺少"互惠性社交互动"，用孩子能理解的语言说就是"有时应该让他人当领头羊"。

鉴于麦迪逊在社交关联（比如同理心与关心他人）中所表现出的缺陷，有效的教导方法是让她明白别人无法轮流参与时的感受，以及如何向别人表示关心。尽管我们可以教她在互动中分享控制权，但她照做的原因可能仅仅是因为我们告知她要这样做。相反，即使她对同理心和关心他人有了一定的理解，并且此方面的能力亦有所增加，我们也无法假设这就足以激励她改变行为。尽管她可能会考虑其他人说话的权利（在具备这种能力后），但她或许更加在意自己的控制权。我们可能仍须处理互惠性互动的问题。因此，我们必须要为麦迪逊设定两个大方面的目标：学会让他人偶尔享有控制权以及理解并在意其他人的观点。

制订课程时使用分类系统进行协助，可以将社交缺陷清单归类为几个主要的领域（参照麦迪逊的例子），这样做可以让你全面了解最需要关注的重点领域。常见的课题有：读懂细微的提示、不离题、流畅地进行对话、主动发起、回应、允许他人以自己的方式行事、向他人学习或社交参照等。诸如此类的课题以及分类系统框架可以让你对孩子的社交需求和目标有一个全面和整体的认识。你也可以在大范畴中对具体的缺陷进行排序，确定哪些技能属于入门阶段，需要提前掌握。当然，一些孩子的社交缺陷表现得较为分散，难以整合到相应的课题范畴中。然而，即使在这种情况下，我们也能够将具体的缺陷按需求分类。在这种情况下使用分类系统亦有助于将需求分类，将目标由低到高排列。

第三步：决定需要立刻教授的内容

如何从大范围的社交目标清单中决定现在需要优先解决的目标呢？在回答这个问题时必须要考虑许多因素。设想一个你了解的孩子及你希望他学习的特定的社交技能，并以此为例，在适当位置勾选方框以回答下列问题：

如果教授这种社交技能，它是否会为孩子带来更好的同伴关系、在同伴文化中取得更大的成就，并减少社交缺陷？

> ☐　对孩子整体上的成就及同伴关系并无影响
> ☐　对孩子的成就及同伴关系的影响有限
> ☐　对孩子的成就及同伴关系有一定积极的影响
> ☐　极大地提升了同伴文化成就，巩固了同伴关系

如果教授这种技能，能否为孩子自己、家庭及社会生活带来更好的质量？

> ☐　对孩子的生活质量并无影响
> ☐　对孩子的生活质量的影响有限
> ☐　对孩子的成就及同伴关系有一定积极的影响
> ☐　极大地改善了孩子的生活质量

这种技能能否成为孩子日后学习进阶技能的基石（例如：孩子需要先学会回应其他人的社交邀请才能在日后发展与他人持续互动的能力）？

> ☐　属于单一的技能，对学习其他的技能并非关键或必要的技能
> ☐　教授这种技能会影响另一领域
> ☐　教授这种技能至少能为学习另外两种技能打下基础，或是成为学习其他社交技能的先决条件
> ☐　这种社交技能是日后学习其他一系列技能的基石

如果你对每一题都勾选了靠后的回答选项，那么这个社交技能就是孩子应重点优先学习的内容。我们的目的是教授孩子可在当下及日后使用的实用技能，单一模式的社交技能并不是首要的。例如，相比花费大量时间在家学习说"请"来获得想要的物品，孤独症孩子学习主动与朋友互动更为重要，因为这样就可以全天与别人聊天和玩耍。在任何社交情境中，主动与同伴互动对社交关系都是极为重要的，但说"请"的重要性就并非如此。我们应投入更多的时间在能产生最大社交影响的领域。例如，教授孩子学会在社交游戏中轮流掌握控制权在表面上可能是有用的，但是教授孩子在社交游戏中互动、开玩笑及参与竞争才能真正丰富他们的社交体验（并提升社交兴趣）。

在决定教学内容时，还需要考虑其他因素。正常发育里程碑的相关信息能指导我们了解孩子在每个年龄阶段能够掌握及应该掌握的技能。若你花时间观察大量不同的儿童，并对比其他同龄同伴与孤独症孩子的社交技能，你会注意到有一些技能几乎所有的同龄孩子都能掌握，那么这些技能就是孤独症孩子应该学会的技能。如果在具体的情境、社群或文化中，大多数儿童都并未能掌握某个特定的社交技能，那么这个技能对孤独症儿童而言也不是特别重要。例如，家长经常希望孩子能学会在没听清大人说话的内容时说"抱歉，能再说一次吗？"但是观察十五岁左右的孩子会发现，实际上他们会更自然地回应"什么？"或"嗯？"虽然成人可能不喜欢这种回应方式，但是如果想要孤独症儿童融入其他孩子，我们就要对"嗯？"这样的回应感到满足。

当孤独症儿童的社交能力与同伴有巨大差距时，不需要太看重发展常规。针对仍处于社交技能发展入门阶段的孩子，课程应注重建立牢固的基础技能，例如适应人群、建立对社交情境或状况的容忍力（在人群中感到自在、能忍受邻居来家中喝咖啡时父母注意力的转移）、模仿同伴的玩法或行动、回应他人的邀请、发展一定程度的社交兴趣及渴望以及对他人的取笑行为有一定的自控能力。

制订课程时亦应考虑孩子是否具备了习得某种社交技能所需的全部先决条件。在孩子的社交技能发展过程中，我们有时会过于提前教授"对话"这项社交技能。拆分会话的所有组成部分（例如：保持眼神接触、解读肢体语言、理解、陈述观点、回答问题、集中于有关话题、具有一般的话题知识并有话可说、真心希望能与他人进行互惠性交流）后会轻易发现为何我们在尝试教授某些孩子对话时，他们的对话会支离破碎。只有当他们掌握了所有的必备技能，他们才能（及愿意）在没有任何辅助的情况下，维持一段有意义及真实的对话。

第四步：任务及策略分析

一旦确定了孩子需要训练的主要领域以及首要目标，就需要把这些教学内容分解为可教授（或更为重要的可学习）的部分，这个过程通常叫作任务分析。此外，还需要创建有助于成功掌握技能的学习板块（阶段）并进行排序。这个过程通常是指策略分析。

社交技能往往非常复杂、细致和难以处理，想要完全保留其中的本质，并转化为可教授的课程并不容易。我们该如何教会孩子共同注意，让孩子不仅仅是望着别人，还能够真正理解眼神的社交含义并愿意与他人分享？我们该如何教会孩子主动发起对话的具体步骤，并建立与他人交流的兴趣及意愿？我们该如何教会孩子说同情他人的话语时能真正地对别人的经历感同身受？

"打断"看起来是很直接的行为。除了教会孩子如何在别人打断沟通时进行回应，还必须教会他们打断别人的适当方式和做法。他们还应知道打断他人的适当时机，有许多的提示可作为参考，在回应这些提示时也要考虑时机因素。此外，不成文的社交礼仪似乎掌控着打断他人的时机，有的时候打断他人的行为是可接受的，而有时又是不恰当的。时机的判断受说话的对象影响，例如：小朋友可以在点心时间打断同伴的对话，却不能在课堂上打断老师的讲话；但是，发生紧急情况时他又可以打断老师的讲话！显然，其中的规则很复杂。充分了解技能的各个方面（包括将那些真正应用而非死记硬背的部分和真实情境相区分）对拆分技能、建立技能以及最后的融会贯通都至关重要。

我们使用多种方法理解及拆分社交技能。有一些方法可用于任何技能或行为的任务及策略分析，并不仅仅是社交技能。然而，由于社交技能是复杂且难以捉摸的，教学时需要大量的思考。

以下是一些进行任务及策略分析的方法：

· **亲身实践技能**

参与一个你将要教授的技能相关的社交情景。思考需要进行的步骤，反思当时的环境，并考虑你的行为在不同情况下会有哪些不同。以"给予赞美"为例：你什么时候会赞美他人？什么时候不会？你是否会根据目标受众或情境的不同而改变赞美？你如何知道何时是赞美的正确时机？

· **观察同伴如何运用社交技能**

通常，成年人与特定年龄儿童的社交互动方式是不同的。与其模仿成人的互动模式，不如观察一名同伴（或多名同伴）如何运用相关技能。注意同伴如何在相关、当前的同伴环境和文化中运用社交技能以及同伴使用该技能的方式。观察具有某些缺陷的同伴也有助于明确哪些缺陷较为关键。

· **以成熟的任务分析案例作为基础**

任务分析很大程度上需要因人制宜。针对将社交技能拆分为可教授的技能要素的方法，本书中提供的较为完善的课程可作为一个不错的起点。这些资料也可用作进一步研究和分析的基础。在研究已有课程的过程中，你需要评估哪些阶段针对特定的儿童，哪些可以跳过。课程中也有些遗漏的部分需要填补，可根据孩子的具体社交需求专门制订。

·涵盖所有相关环节

让孩子真正掌握一项社交技能，做什么、说什么、怎么说、非语言部分、辅助技能（例如：说话前深呼吸）、内在部分（决策程序图、自我对话）以及关于意图、渴望及情绪的要素（即抓住技能真实及本质的部分）都十分关键。应尽量避免生硬的回应，找出这些元素的变量（例如：用不同的方式讲同一件事情）。

·决定特定的孩子可学习的技能

通常的做法是，根据技能或者其中一个行为自然结束的时间点来划分任务。在实际操作中，使用孩子最容易掌握的形式和方法可能更有帮助。例如，有些孩子需要花时间学习一些不同的句子来在游戏中表达，而另一些孩子可以跳过这个阶段，因为他们的语言已经表现出了自然变化。

·以有利于目标技能最终掌握的顺序来安排任务的教学步骤

这意味着教学计划要先明确开始课程的先决条件。若想要成功完成手头上特定的任务，必须先掌握其他或是相关技能（例如，必须先教孩子理解"因果关系"，他们才能意识到自己的行为对他人造成的影响）。此外，要先处理孩子较易取得成功的部分，来促使他们努力解决日后更具挑战性的部分。如果能安排最佳的教学顺序，学习过程就会更省时省力（例如：能更快地掌握难度更高的内容）。

·采用必要的策略帮助孩子掌握技能

该部分的学习过程可能包括串接技能、塑造行为、提供辅助及撤除辅助和提示。在孩子难以掌握技能时，亦可将技能在原计划的基础上进一步拆分。有必要制订将学习内容应用到日常社交情境的泛化计划。应重点强调最有可能促进孩子独立掌握和应用技能的策略。

·指导该教授什么和如何教授技能时，不能只确认孩子回应的内容，亦要挖掘背后的意图、情绪以及真实社交技能的"本质"。

教授这些元素意味着孩子需要掌握实用的技能，这和只教授某个固定的反应不同。具体做法请参考训练课程部分中有关同理心及社交兴趣的例子。

·咨询专业人士

如果有需要，你可以寻求在制订社交技能任务和策略方面富有经验的从业者的帮助。他们可以帮助你收集信息、拆分技能，并明确表明该如何针对特定孩子进行教学。

谨记最终目标：一个反面案例

社交技能教学的目标是让孩子能适当地运用所学的技能。任务及策略分析要能反映出这一理想目标。试思考以下任务分析——如何教授一名儿童主动打招呼：

第一步：有人走进房间；

第二步：孩子看向这个人；

第三步：孩子说"你好"；

第四步：如果孩子没有打招呼，治疗师要问"你该说什么？"，孩子随后说"你好"。

如果治疗师运用此任务分析，孩子会向每一个进入房间的人打招呼！但孩子并未学会区分打招呼的适当时机。例如，通常我们每天第一次见某人时会打招呼，但在此之后就不会再这么做。或者在第一次见面时打了招呼后，此人离开房间，出门数小时后再返回，我们有可能再次打招呼。在家中和家人在一起时我们可能会打招呼，但是在学校的集会中我们通常不会打招呼。显然，打招呼的规则不只是"要向进门的人问候"，实际应用远比这要复杂。

先前分析的第二步是孩子要看向进门的人。但是孩子是否愿意这么做？还是只是被教导在有人进入房间时要转向这个人？他是不是真的想知道或真的想看进门的人是谁，或者在做什么？孩子只在做无聊的任务时才会想去看进门的人，还是进行十分有趣的活动时也会这么做？主动看向他人是出于社交兴趣、好奇心或者是渴望，如果孩子没有先学会这些必备技能，就难以学会在真实的社交情境中独立地向他人打招呼。

此外，这种有瑕疵的任务分析会造成孩子对第三者的依赖。孩子可能会完全忽略有人已经进入房间的事实，只是刻板地对治疗师"你该说什么？"的辅助提问回应"你好"。一个准备充分的策略分析会事先考虑到可能产生依赖性的情况，并做出能让孩子掌握独立性的教学方案。

为了进一步将情况复杂化，有时会安排让孩子（而不是其他人）走进房间。然后孩子需要分辨在此情境下是否要打招呼。要让孩子接触到打招呼的各种不同情境，但这并不意味着你需要教授所有可能的情况。相反，你需要的是提供足够多的例子，直到孩子能够理解打招呼的概念，并具备泛化的能力。"打招呼"教学的总体目标是让孩子能了解当下情境，在适当的情况下打招呼（再次重申，要保有社交的初心）。任务及策略分析需要能反映情境中所有的变化，并最终将技能用于新的情境和场景之中。

可以先在清楚并明确的情境中教孩子该怎么做，当孩子对社交规则有了基本的理解之后，再填补他们在灰色地带（模糊情境）中的知识空白。在此框架下，思考孩子能够处理社交冲突的方式，例如同伴说孩子不能加入游戏时。在任何时候以肢体冲突解决问题都是不可取的，让孩子使用语言与他人协商加入游戏才是正确的方式。灰色地带是指孩子在什么情况下应该坚持协商要求加入游戏，什么情况应该离开。同样地，在家与爸爸协商多些玩电脑的时间是适当的，但是和校长协商每天的放学时间则是不适当的。

如果目标是掌握实际的技能，那么以死记硬背或是照本宣科的方式教授一些技能是不太明智的。较好的方式是教授该技能中的一小部分（例如：有人进门时转向此人），同时尽可能地保留该技能的核心，而非要求孩子刻板地演示整个技能。

深入理解特定社交技能和教学目标后，才能以有效且实用的方式拆分技能。要谨记最终目标是：在自然的情境中切实地运用技能。

整合：一个成功案例

在此以一个课程制订过程的例子来结束本章。这个案例是关于一个名叫山姆的孩子以及他的社交需求。山姆的治疗团队完成了课程制订过程中的第一步至第三步，并根据社交沟通及互动的系统分类确定山姆需要学习"打断"的社交技能。此处内容是制订任务及策略分析（第四步），教授山姆如何在日常生活中适当地打断他人，同时对此加以注解，便于读者理解。本书的训练课程一节亦收录了有关"恰当地做出打断"的完整教学内容。

山姆的背景资料：

山姆，八岁，语言能力较强。就读于普通学校，课堂和课后有助教对其提供支持。他时常在课堂上打断老师（因为他觉得有很重要的事情要和大家分享），也经常打断父母的交谈及妈妈的电话。通过观察我们还发现，山姆经常在班上其他同学分享信息时打断他们，一些同伴因为山姆持续打断他们的发言而变得十分沮丧。在玩游戏时，山姆会在玩伴解释规则或交谈时打断他们。大多数情况下，山姆打断别人是因为他认为自己有很重要的事情不得不说出来和大家分享，但通常他所说的内容都只有关他自己、他的兴趣或意愿。

注解：在初步明确具体目标后，山姆的支持团队确定教学的主要目标是教会山姆如何恰当地"打断"。这一目标是父母和老师根据山姆在学校和在家的表现而确立的。基于这一目标来确定任务分析的内容。通过制订教学目标，团队能够清楚地找出山姆需要学习的技能。

课程内容如下：

名称：恰当地做出打断

目标

1. 帮助山姆认识到别人正忙于互动和谈话（借此帮助他理解在这时说话会打断别人）

2. 教山姆衡量打断他人合适的时机标志

3. 教山姆辨认适合或不适合打断他人的情况

4. 教山姆辨别他想说的内容是否真的十分重要，是否有必要打断他人

5. 给山姆示范一系列打断他人的适当方法，在必要的情况下将技能灵活应用于不同的情境和对象

6. 教山姆在有机会打断别人前耐心等待，并在等待时做适当的安排

7. 教山姆在被拒绝打断或过于频繁地打断别人时学会克制自己

注解：确定目标后，团队成员需要理解"打断"技能的概念，并思考自己在日常生活中打断他人时都使用了哪些方法。山姆的团队需要考虑打断他人的所有可能情形及因素，回想在这种情况下有助于顺利打断他人并进行互动所需的方法。当山姆的治疗团队分享各自的发现时，会得到有价值的信息，并将这些信息与所观察到的和山姆同龄的孩子在各种情境下打断他人的表现相整合。从而得出需观察的项目、考虑因素及可行的教学阶段：

人们可能以各种方式打断他人：

· 如果别人在说话，你可以接过此话题（例如：问问题，做评论）。

· 如果别人在说话，你可以试着吸引他的注意，看看他是否会注意到你有话要说，并等待他结束谈话后转向你。即便你处于"待机"状态，也需要不时查看对方是否仍记得你在等待。

· 如果别人在说话，你可以等待对话中的停顿，然后插入自己的评论或提问。

· 如果别人忙于做事（并非与他人交谈），你可以说"抱歉，可否打扰一下？"，然后等他抬头看你。有时你可能需要多次重复这个动作。

· 如果一群人正在交谈或忙于事务，以上方法同样适用。

· 紧急情况下，人们通常会直接打断（但是要确保山姆明白什么是"紧急情况"）。

· 不同的人打断别人的果断程度也不同。较被动的人，更倾向于等到对话或是活动停顿时才作打断。而强势的人可能会大胆地大声盖过对方的声音。其他人的活动也会影响到一个人的果断程度。

- 打断某人时，你需要观察对方的反应，他是否在意你的打断，还是觉得你对他造成了困扰。如果对方觉得困扰，就不要再次打断了。

- 与山姆同龄的儿童已经能够发现适宜打断的自然时机（例如：对话中有所停顿时、对方从繁忙的事务中抬起头并有眼神接触时）。这种认知能力是山姆在发展恰当的社交技能过程中应当学习的。

- 孩子在游戏过程中更倾向于用大声盖过对方声音的方式来打断，而成人则期望孩子能够等他们完成手头的事情或是讲完话后再开口。

- 孩子打断别人时，也会使用其他方法，例如：保持适当的身体距离、解读肢体语言、耐心等待、围绕主题对话、表现出果断（有勇气在社交情境中打断别人）。这些都是学会正确打断他人的先决条件。

- 山姆知道他想打断别人的原因（分享他的想法），但不知道是否该打断、何时打断及如何打断。

考虑到以上因素，团队可以详细了解山姆在学习"打断"技能之前，需要先掌握哪些先备技能。这些观察结果将用以指导安排课程阶段、所授技能的排序以及引入课程的策略。

先备技能

- 承受挫折、控制冲动、学会等待

- 自信

- 环境意识（意识到他人的存在）

- 基本的社交主动性

- 能解读基本的非言语社交提示

- 等待

- 交谈沟通技能（中阶）

注解：团队成员现在可以清楚地了解他们需要教授给山姆的技能（目标），以及该课程开始之前的先备技能，并考虑所有与"打断"技能相关的因素。这些要素现在必须转化为可系统学习的课程阶段，让山姆能够掌握一些"打断"技能的最基本内容，并确保可以泛化到生活中。

团队要考虑哪些社交技能须优先学习（是日后学习的先决条件或起促进作用），并决定能够促进山姆掌握技能的课程结构。经团队决定，山姆先要学会识别几个社交提示（例如：打断的时机、紧急情况的表现）。此外，团队还决定使用识别训练来促进山姆的学习过程。

过程

第一阶段：打断的原因及时机（意识到别人正在忙）。本阶段的重点是让孩子明白打断他人的原因及时机，并告知他们适当的打断方法及选择时机的理由。接下来是教会孩子辨别他人何时在忙，何时空闲。这种辨别能力有助于孩子准确判断何时需要使用打断技能（如果对方不忙碌，则不存在打断的情况，可能仅需进行社交邀请）。

第一步：以适当的方式打断他人的原因：

告诉孩子使用适当的打断方法及策略的理由，以及不适当地打断他人可能造成的负面结果。

理由如下：

·如果你能够以不让父母心烦或生气的方式打断他们，那么你更有可能得到自己想要的东西。

·适当地打断他人实际上能够让他人更快地注意到你，倾听你说话（因为如果你使用了不当的方式打断他人，他们会停下来，并对你进行说教）。

·只有你要说的内容确实很重要时，别人才会停下来听你说话（因为没人会一直相信"狼来了"的故事）。

·人们不会再忽视你。

·你可以有更多加入他人对话的机会。

第二步：打断他人的时机：他们是否正在忙？

通过辨别他人是否忙于事务或是正在对话从而学会判断何时需要使用"打断"的技能。孩子应能够区分以下情境中他人是否忙碌：

·两名成人在交谈。

·两名成人靠得很近，但目前没有互动。

·老师在对全班同学说话。

·老师正在辅助其他人的自由讨论。

·老师正在对另一名或一群学生说话。

·两名或更多同伴在交谈。

·两名或两名以上的同伴并未交谈，但都埋头于手头上的事情。

·两名或两名以上的同伴正在进行人人都可参与的开放式交谈。

·一名成人或是儿童正忙于某事（但并未与他人互动）。

设定"忙碌"和"不忙碌"两种场景。让孩子观察别人互动，或是参与呈现两种场景的单个活动（角色扮演、拍视频或是自然情境），并在不同时刻辨别观察对象是否忙碌。孩子还应解释他如何知道这个人是否忙碌，从而对人们忙碌的方式形成多种认识及概括性的了解，逐步开始理解"忙碌"的要素有哪些。举例说明识别训练：

<table>
<tr><td>

例一：忙碌

老师："你觉得那个人现在看起来如何？"

学生："他看起来很忙。"

老师："你怎么知道他很忙？"

学生："因为他一直对着那个男孩说话。"

</td><td>

例二：不忙碌

老师："你觉得他现在忙吗？"

学生："我认为他不忙。"

老师："你怎么知道的？"

学生："因为他很安静，也没有做任何事情。"

</td></tr>
</table>

第二阶段：认识时机的标志。与第一阶段一样，也是通过识别训练教授孩子辨认哪些提示表明对方虽然正处于忙碌中，但此时可以打断。有以下提示：

· 活动暂停或结束时。

· 对话中的停顿。

· 对方主动中断正在进行的活动。

· 对方主动进行了眼神接触，流露出积极的面部表情或正面的非言语提示。

第三阶段：适当时机的标志。如同先前的阶段，通过识别训练教授孩子辨别当前情境或提示下是否适合提出打断性质的发言或提问。标志如下：

· 孩子有紧急情况需要告知大家。应教授他们紧急情况的具体内容（例如：需要救助他人），以及构成紧急情况的要素（例如：如果不立即采取行动，会有人受伤）。

· 不应打断其他人正在进行的活动。同样，要教授具体的例子，并尽可能告知各种活动的类型（例如：紧急情况、需要全神贯注或是谨慎行动的活动）。

· 其他人已事先说明不想被打断。

· 对方是较权威的成年人。

· 对方先前已用非言语提示表示不希望被打断（需教授孩子具体的非语言提示）。

· 说话的人已走到一个安静的地方。

· 课堂规定严禁在特定情况下打断老师。

· 孩子想要讲题外话或是过度纠缠于该主题。

- 孩子想要分享自己的成就。
- 孩子需要立即得到做某件事的批准。
- 孩子希望参与谈话、活动或与同伴互动。

可以的话，孩子应该在出现不止一个标志时自行评估，并最终判断是否适合打断。

注解：进行识别训练之后，团队决定教授一些与"打断"相关的技能，以协助山姆顺利学习后面的技能。当山姆掌握了相关能力后，就可以教他打断的技能了。

第四阶段：与"打断"技能相关的必要技能。在模拟情境中使用互动教学法教授孩子必要技能，逐渐加大难度，并过渡到现实情境之中。

- 打断前先停顿。

孩子应该学习在打断前先停顿（可以自言自语或通过深呼吸稍稍放松自己）。这在需要孩子自己评估情境所需技能及决定技能要素时尤为有用。当孩子有紧要事情需要打断他人时，这种技能就更为重要。课程亦应逐渐增加训练内容的难度。

- 明白在某些情况下需要等待。

通过识别训练教授孩子何时打断会被接受、被拒绝或是被延迟（需要等待）。他们要用这种技能回应口头语言或肢体语言的提示（例如：对方上下挥动手掌表示需要"等待"，或竖起食指表明已注意到情况，但需"稍等"）。

- 打断的请求被延迟时能耐心等待。

孩子必须学会耐心等待。当有紧急情况时，这个技能就显得尤为重要。孩子还需学会合理度过等待的时间，不做出自我刺激的行为或是奇怪的回应（同时一直记着打断别人的理由）。

- 自己的插话被打断后能控制自己。

在一些情况下，孩子先开始打断别人，却又被别人打断。孩子必须忍耐这种被打断的情况并克制自己，停止说话及互动，直至获得允许后再继续。再次强调，练习的过程要循序渐进，并进行多种考虑，例如，孩子已经讲了多久了？他对谈话主题的热情程度如何？想要传达的讯息有多重要？

- 学会接受拒绝。

在尝试打断却被拒绝时，孩子应学会接受这种情况。需要重申的是，整个过程要循序渐进，并在其中逐渐融入对孩子而言较为重要的事情。

- 何时及如何寻求帮助。

通过识别训练及角色扮演，孩子应明白哪些情况下有必要获取别人的帮助（例如：打断的请求被无视或拒绝）及未能顺利打断别人时该向谁寻求帮助（例如：老师、空闲的成人、亲近的同伴）。

注解：在进行必要技能的训练之后，团队判断出是时候教授孩子打断他人沟通及互动的实际技能了。通过观察和任务分析所得的资料可用于教学之中，打断的技能被拆分为可学习的各个要素，再系统化地按顺序教授给学生。比起教授一系列的行为，技能教学的重点应是教授山姆掌握适当的技能及方式，真正帮助他顺利适应社交生活，满足期望（如先前讨论理由时所强调的）。

第五阶段：打断技能的要素。在本阶段，孩子要学习几个可用于打断他人的技能要素。互动教学法（参考第二章）可以让孩子在结构化的情境中练习技能，并确保孩子能够顺利及流畅地使用技能。设定一个需要被打断的情境（例如：两个或两个以上的人在对话或某人正专心参与一个有趣的活动）。在其中加入之前阶段所学的判断时机的标志和细微的社交提示。当孩子掌握了一项技能要素之后，可以以同样的方式教授其他要素。

· 等待停顿或终止。

孩子应该靠近他想要对话的人，与其保持适当的距离，直到对话或活动停顿或结束再开始说话。

· 在课堂上需要打断时应先举手。

教会孩子如何在小组或是大组教学情境中正确打断教学人员。对于一部分学生而言，在教授这一要素的过程中，可以让他们通过注意教学中的停顿或是话题转换的提示来决定打断的时机。

· 高声打断。

这个技能只适用于特定的团体，例如打断兄弟姐妹或是熟悉的同伴。在孩子想要加入对话或是有紧要情况需要告知时，也可使用该技能。

孩子应该靠近他想要对话的同伴，与其保持适当的距离，聆听对话并确保他想要说的内容与对话有关或是很重要，然后在其他人仍在说话时大声清楚（同时保持礼貌）地说出来。

· 使用有意打断的开场白。

这个方法适用于成人正在参与活动或是对话，而孩子要分享的内容与所讨论的话题无关或无意参与当前活动的情况。

孩子应先等待对话停顿，然后礼貌地做出有意打断的开场白，例如"打扰一下""嘿，有空吗？""我有要事不得不打断一下""抱歉，我需要打断一下"。孩子需要正确判断其他人是否听到了他说的话，然后估量他人是否给出了肯定的回应（例如"请说，山姆"或是给予眼神接触、露出疑问的表情，或直接说"稍等，山姆"）。得到了肯定的回应之后，孩子才应进一步打断。如果对方并没有给出肯定的回应，孩子必须学会耐心等待，然后再次尝试。如果种种迹象表明此时不适合打断，孩子就不再尝试打断并离开。

·靠近对方，与他眼神接触及等待。

最有可能需要使用这种方法的情境是，成人正在全神贯注地进行活动或对话，但自己需要打断他们，告知一些重要事情时。这些情况通常不会有太多的停顿，孩子较难找到插话的时机。

在这种情况下，可以教孩子先接近他想要打断的对象，保持适当的距离稍站一会儿（不超过 30 秒）。在此期间，孩子应面向对方，尝试进行眼神接触。在对方给予眼神接触后，再流露出询问、征求同意及希望获得关注的表情。如果对方给予了肯定的回应，孩子就可以进一步打断。30 秒内若无眼神接触（或对方用语言及非语言的回应直接拒绝被打断），孩子就离开。

注解：教授了技能的各个要素之后，团队成员可以回顾各个教学阶段，研究是否需要教授额外的技能要素。一旦教授了充足的技能或技能要素，通常孩子接下来就要学习更为复杂的技能，辨别该在何种情况下使用何种要素。此时，山姆的团队成员着重教导山姆判断在有必要打断时该使用何种技能要素。

第六阶段：判断并选用最佳技能。 在学会一系列打断技能的要素后，孩子仍需判断日常生活中何时及如何使用这些技能。在判断的过程中需要决定先尝试哪种技能，并根据情境和对象灵活变换所用的技能。

1. 决定首先使用的技能

这一步骤需要孩子根据前文所列的变数和标志，以及情况的发展，来选择该使用何种技能要素。这一过程与"识别 WH-问题"（请参考《孤独症儿童行为管理策略及行为治疗课程》》[①] 一书中的"理解力"课程）相类似，都是先分别分析各部分情况（谁、什么事、在哪里），然后再教授孩子辨别（及选择）该使用何种技能。

课程应以人为的场景（视频、角色扮演或自然发生的例子）开始，此时，孩子必须针对一个变数（例如：打断的对象是成人还是孩子）做出判断，然后添加其他影响选择的元素，直至构建出一个复杂的情境（例如：一个熟悉的成人正在进行一项重要但喧闹的活动，孩子有要事询问；本是由专人授课的课堂发展为全班讨论）。这一阶段的目标是让孩子学会根据场景的变化做出决定，并选用最适宜的技能要素。

2. 根据情况灵活调整"打断"技能

该阶段的第二部分进一步增加了使用技能要素的难度，因为在有些情况下，选用技能要素时要有额外的判断，比如，在仍需要打断别人的情况下，应使用更温和还是

---

① 编注：《孤独症儿童行为管理策略及行为治疗课程》一书于 2020 年由华夏出版社出版。

更加强硬的语气？被拒绝时，应立即再次尝试、稍后尝试还是放弃尝试？

此处提供一些例子：

· 孩子试图传达一些重要的讯息，但是成人在打电话，并未回应。

· 孩子试图加入讨论时，其他同伴感到十分厌烦，同时这群同伴并非孩子的首选对象。

· 一个熟悉的成人正忙于某事，并未理会，而孩子的问题必须在一定时间内得到解答。

· 两人的谈话暂时停顿，孩子试图打断，加入对话并提问，但是两人刚好又开始了聊天。

注解：除了关注他打断别人时所采用的方式外，山姆的团队还关注他打断别人的频率。此后添加的阶段应让他理解适当的打断频率是怎样的。

第七阶段：打断的频率。孩子要掌握的不只是适当的技能，还需要掌握如何调节自己打断对方的频率和次数，但这一定程度上取决于对方的反应。如果对方对频繁的打断感到恼怒，那么就应减少打断的次数。此外还要考虑当时的情境，以及打断对方会对他造成多大的干扰，或是否影响他正在进行的活动。通常而言，打断的频率不仅仅是在同一个对话中打断的次数，还应考虑在数天或数星期内打断同一人或相同情境的次数。

可以用识别训练教会孩子判断别人被打断后的反应，包括表露出烦恼或是不高兴的表情（例如：翻白眼、叹气、父母反复说"不要一直打断，给别人说话的机会"）。此外，还应教会孩子预估在频繁打断别人之后，如果继续打断，别人会做出怎样的反应（例如"如果再次打断他们的话，你觉得他们会做何反应？"或"你认为她被再次打断时会开心吗？"）。

可添加额外的识别训练，例如：让孩子知道在很多情境下，较频繁的打断行为多少会干扰到对方正在进行的活动或交谈。这部分的训练可以与第三阶段的教学内容相结合，告诉孩子在某些情况下，即使是偶尔打断别人也是不适当的。

注解：和其他技能一样，将"打断"技能的应用过渡至现实生活场景中十分重要。因此，团队意识到真正掌握技能需要学会泛化，并将此教学内容加入课程。

第八阶段：泛化。尽管技能教学的方式越来越复杂，但这一阶段仍需学习将技能泛化至自然的情境之中。训练的目的是确保孩子能够使用"打断"技能，并运用于现实生活中。本书第二章中有指导泛化的相关描述。此外，在将对孩子的训练从人为构建的情境逐渐转移至每日真实发生的情境时，应考虑以下几个方面：

· 从熟悉及喜欢的人过渡至不太熟悉或不太喜欢的人。

·从舒适、熟悉的情境过渡至不太熟悉的情境。

·从有事先提示过渡至没有事先提醒或准备。

·从单一的活动场景过渡至同时有其他活动进行的场景。

·从不太重要的事情过渡至更加重要或紧急（对孩子而言）的事情。

·从相对简单、直接的情境过渡至可能有多个冲突、变化和标志的情境。

·对方被打断后做出的反应从积极、支持过渡至不太热心，甚至反感。

注解：该案例的目的是在家长毫无头绪时，为其提供一些制订任务、策略分析及课程的见解。从某种程度上而言，这个过程就像金字塔结构：刚开始先进行广泛的训练，然后向上逐渐针对孩子的具体需求进行训练。教学内容和策略都是此过程的一部分，需要通过制定清晰的目标予以引导。想要孩子全面切实地建立起目标能力，必须制订清晰且能够促进孩子学习的课程。

课程制订的过程并非是静态的，我们需要不断地优化课程内容，根据每个孩子的特定需求调整课程细节。为山姆制订的课程当然也可用于其他的孩子（我们有意不在本书的课程制订章节中使用他的名字），但是同时也需要根据其他孩子的特殊需求对课程做出相应的调整。此外，如前文所述，孤独症孩子社交缺陷的类型和范围十分的广泛，总是能找到需要学习的新技能。因此，本章节及本书课程制订章节中提供了各种例子，目的是帮助大家根据每个孤独症孩子的具体情况，为其量身制订包含各种社交能力训练且符合特定需求的课程。

第八章

社交技能分类系统[①]

考虑到孤独症谱系障碍孩子所表现出的社交技能缺陷的类型和范围广泛，为他们制订详尽的社交技能课程几乎是不可能的，因为需要像百科全书一样全面的内容。此外，目前大多数社交技能课程只局限于最基本的社交技能（例如：眼神接触、打招呼、说再见）或是教授不擅长社交的孩子有利于社交的技能。这些课程对孤独症儿童的作用有限（最佳情况下）。

本章后文所介绍的社交技能课程有以下几个制订目标。首先，它能够帮助填补孤独症人群社交技能课程中存在的空白。其次，它旨在提供一个社交技能教学的框架，让人们了解在哪些领域需要全面解决社交问题。再次，它能够提供一系列领域内的课程样本，从而为制订额外、个人化的社交技能目标（请参考第七章）提供示例。最后，它还提供了一系列特定课程，包括针对孤独症人群各种"需求领域"中的初级、中级和高级技能。

下文所述的社交技能分类系统可用于社交技能评估、课程制订及组织干预架构。应指出的是，此分类系统仅为框架，并非根据性质划分，各领域所包含的内容重叠但不互相排斥，能轻易找到替代的概念。本章中提供的分类系统可帮助在学习过程中理解并促进社交技能领域中关键、充满挑战以及复杂的问题的解决。

社交技能分类系统

孤独症人群在社交领域存在巨大的需求。即使是高功能孤独症人士，也会展现出从一般到复杂的社交技能缺陷。此外，一个人的社交功能有时也会表现出巨大的不平衡和变量，有时缺失的技能远比可以完成的进阶技能简单。系统地了解当前状况及如何进行社交技能教学是一个极其具有挑战性的过程。

在对孤独症人士进行教学时，制订社交技能分类系统可帮助人们思考解决社交能

[①] 本章作者：米切尔·陶布曼。

力问题的方法。同时有助于整理、分类、引导思考及努力的方向。由于分类系统的结构和概念相当主观，其设计能够将几乎全部的社交技能纳入系统中的某一领域。该系统中的领域和其他社交概念和框架类似，但又各自独立。

社交技能分类系统有五个领域，每个领域都包括初阶、中阶及高阶的技能：

- 社交意识（Social Awareness）
- 社交沟通（Social Communication）
- 社交互动（Social Interaction）
- 社交学习（Social Learning）
- 社交关联（Social Relatedness）

正如前文所述，由于社交技能的性质，各个领域之间可能会有重叠，并且各个领域之间的技能通常是互相关联的。以下是对分类系统各领域的说明。

社交意识（Social Awareness）

社交意识领域包括识别和理解社交提示。孤独症人士对该领域具有相当大的需求，包括意识到当下社交情境中的社交提示、识别出社交沟通讯号、感受别人的内心、了解周围社交网络的运作和相互作用。但该领域并不包括人们如何应对这些提示（其他领域涵盖这些行为）。

理解及培养该领域的技能一般需要通过教学进行，例如配对、接受性命名（receptive labeling）或表达性命名（expressive labeling）的区分训练（请参考《孤独症儿童行为管理策略及行为治疗课程》一书中对相关课程的阐释）。社交提示有简单且显而易见的基础型，亦有极其细微和复杂的中高难度型。教学可从简单的识别训练开始（例如：让孩子对社交生活中的任务进行接受性命名），再进行至中级的社交提示解读（例如：某人的行为对他人的影响），最终发展至进阶的技能（换位思考）。

社交意识领域的其他目标包括：意识到他人的存在、命名情绪、识别关系、理解社交规则和手势、推论/识别不明显的提示，理解玩笑和解读他人想法。

社交沟通（Social Communication）

社交沟通领域涉及社交沟通的所有方面，例如语言及非语言表达，说什么与怎么说，直接或暗示性的对话、富有寓意或直白的说话，严肃、讽刺或幽默的表达，说话中的语音语调，强调语气及说话方式。

语言专家通常将社交沟通领域称为"语用学"（Pragmatics）。其中部分专业人士甚至认为所有的社交互动都是沟通性的。但还有一种观点：社交互动的某些方面并不具有沟通性，而这些方面可能才是最重要的部分。例如，某人需要做出社交判断，并予以实践。而在此过程中，实际沟通可能只占非常小的一部分。此外，一些社交行为或许根本没有沟通意图。因此，本书所述社交沟通领域的技能主要是沟通性质的。

社交沟通领域包括基本的会话技能（请参考《孤独症儿童行为管理策略及行为治疗课程》一书中对这些课程更详细的说明），例如简单的问候语。然后逐渐发展为中级技能，如适当的打断、围绕主题对话，以及对话的性质、语气和节奏。最终进入高级沟通技能，如讽刺。该领域的其他目标包括简单的提问、开放式问答、赞美、反馈、道歉、维持对话、理解暗示/不明显的提示，讲述（有趣的）笑话，表达思想和感受。

社交互动（Social Interaction）

社交互动领域主要包括信息传递过程中的会话方面，以及成功进行社交互动的必要技能。该领域的目标包括会话的组成要素，但更重要的是互动过程。随着孩子年龄的增长，互动过程变得更加精细、多层次和复杂时，这些技能也变得尤为重要。等孩子到了上中学的年龄，这些目标甚至可以被称为"生存技能"。

该领域包括基本技能（如接近他人及回应别人的邀请）、中级技能（如主动邀请及保持游戏中的互动）和进阶能力（如解决社交问题）。其他的目标还包括轮候时的等待、参与游戏的基本能力、回应提示、互惠性互动（如不过度控制互动过程）、帮助、维护自我、谈判、做决定及模仿。

社交学习（Social Learning）

社交学习领域关注的是孩子受社交环境影响和从其中学习的能力。有时社交学习中那些从观察中学习相关的目标被视作"学习"技能，而不是社交能力。但这些技能无疑是系统中的一部分，有助于个人取得社交上的成功。孩子通过各种渠道直接从同伴身上学到社交能力，包括直接模仿（现场实时模仿）、视频示范及通过图示学习。社交学习能力也包括社交影响和同伴文化作用下的间接和附带学习能力。

社交学习的目标是孩子与周围环境、社交世界及文化环境之间连接的方式，帮助孩子对环境做出回应。虽然社交学习技能与社交意识技能相关，但社交意识技能并非总是社交学习的先备技能，因为有些社交学习可跳脱于个人的意识之外（例如：孩子在不知不觉中被同伴影响）。

该领域包括基本技能（如早期的观察性学习："模仿她"或"像那样做"）、中级目标（如替代学习：从别人经历的后果中学习）和进阶技能（开始接受同伴的影响）。

社交学习的其他目标还包括语言模仿、随机学习、搜寻信息、参与集体进程（受群体影响，例如犯傻、自觉高人一等、被群体笑声感染）及学会筛选负面的同伴影响。

社交关联（Social Relatedness）

社交关联注重社交行为的情感、联系及关系方面。它涉及社交互动背后的意图和渴望以及社交能力的本质和真实目的（并非仅仅是动作本身）。从某种意义上说，社交关联还包含了经历社交行为产生的情感，并不只是行为本身。进一步说，它超越了标准的社交"技能"，更关注建立社交联系及真正的友谊所必备的各种社交要素。

许多人指责行为主义者没有充分考虑情绪、意图和联系等方面的问题。另一些人则说应用行为分析不适用于解决这些问题。不幸的是，第一种说法可能是正确的；幸运的是，第二种说法则不然。改进后的、富有灵活性的应用行为分析可胜任这个任务。这种当代应用行为分析法不只是灌输技能，也能够在此过程中保留并传达出有关技能背后的本质、意图、情感及愿望。与此同时，根据定义，当代应用行为分析模式是系统化和程序化的社交技能干预。而我们很清楚的一点是，系统化和程序化的方法对孤独症孩子在社交领域取得成功起着至关重要的作用。

社交关联领域的目标通常难以捉摸和提炼，也十分微妙和复杂。在训练此方面的技能时，治疗师和老师必须格外注意，因为在此过程中团队往往容易集中在似乎能解决社交问题的行为上，但这些行为仅是表面上有所变化和发展。干预主义者常常集中解决明显的行为问题，但却忽视了社交缺陷的核心方面——即更难处理的细致、深入和情感方面的问题。该领域的课程需要与目标的深层次内容、目的和本质相结合。因此，该领域的课程往往更加精细和复杂，包含众多微妙的要素。虽然你难以确定关键变量，但不明确的、定义错误的、模糊的或"神奇的"方法无法让孤独症儿童建立有效的社交关联。正如任何真实有效的治疗一样，无论这些重要的社交要素有多细微，都需要通过坚实的教学计划识别和教授给学生。因此，构成这一领域的复杂变量和技能必须被分解，并以结构化和系统化的方式教授，同时还需注意不要破坏教学目标的意图和本质。

社交关联领域的共同点是社交联系方面。该领域的技能包括基础的目标（如发展同伴的强化作用）、中级目标（如社交参照及共同注意）以及高级技能（表现出真实的同理心）。

该领域的其他目标包括基本的社交兴趣、发展靠近他人的愿望、参与性、依附/依恋、真实的友谊、人际互惠（例如关系中"给予与索取"的平衡）、同情/关怀和利他主义。

社交技能框架

总之，社交技能分类框架提供了一个分类工具。该框架能在多个层面起到协助作用，包括评估、制订教学内容和按计划教学。事实上，在本书的课程训练章节中，我们就使用了分类系统来组织其中所列的课程。

与其他工具一样，分类系统可以起到很大的作用。作为一种教学结构，其仅用于支撑本书重点讲解的教学和计划性内容。这些内容构成了在社交技能领域对孤独症人士进行成功干预的有效方法的核心。

孤独症人士的社交技能训练课程

朱莉娅·皮科克

(Julia Peacock)

尤利特·萨尔图克拉奥卢

(Julide Saltuklaroglu)

马琳·德里斯科尔

(Marlene Driscoll)

安德烈亚·瓦克斯

(Andrea Waks)

卡伦·麦金农

(Karen McKinnon)

乔恩·拉富斯

(Jon Rafuse)

罗恩·利夫

(Ron Leaf)

社交技能课程

这一部分是为孤独症谱系障碍人士（孤独症人士）提供的社交技能课程。课程将社交技能系统分类至各个领域（参考第八章的具体分类）。这些课程并非仅可以用于具体的教学，也可以作为进一步重点发展有意义及个别化的社交技能教学课程的示例（参考第七章课程制订的有关内容）。针对分类系统的每个领域都提供了一系列的课程，用于训练培养初级、中级和高级的社交能力。

每个课程都涵盖了该领域学习所需的先备技能及课程目标。个别化课程被分为几个步骤或阶段，以便应用上述内容指导教学过程。许多课程可以串联在一起进行。事实上，有些课程在与其他课程融合在一起进行教学时教学效果更佳。

当然，该训练课程仅是一份指南，并不能涵盖所有方面。每个孤独症人士都是独特的，具体的课程流程以及整体课程的安排都需要因人制宜。对于一些人来说，某些课程阶段可能是无关紧要的，但对于另一些人而言中间步骤是必要的。一些人能够顺利完成所有课程，但另一些人只能完成一两个目标的入门步骤。对于有些孤独症孩子而言，此处提供的课程只有一小部分是适用或是必要的。但另一些孩子会大量应用此处提供的课程，可以根据他们的个人需求制定额外的教学目标。我们希望该训练课程能够有效引导并帮助专业人士及家长解决生活中至关重要又充满挑战性的问题。

该社交技能分类系统下有以下课程（包括参照其他分类系统领域的部分）：

社交意识（Social Awareness）

社交类别

识别人际关系

采取适当的行为

理解他人的言外之意

换位思考（心理理论）

识别性格特征

社交沟通（Social Communication）

给予赞美

请求帮助及恳请关照（参照"社交互动"部分）

道歉

争论、讨论、说服及妥协

维持对话（跟上对话）

社交互动（Social Interaction）

社交回应

主动发起社交接触及互动

游戏：交互进行及顺应流程

"想和谁玩?"（选择社交互动的对象）（参照"社交意识""社交关联"部分）

有体育精神

应对戏弄及欺凌

恰当地做出打断（参照"社交沟通"部分）

通过解决问题获取关注（"一次不成功就多试几次"）

保守秘密（参照"社交意识""社交关联"部分）

学会分享（参照"社交意识""社交关联"部分）

社交学习（Social Learning）

社交模仿

寻求信息（参照"社交沟通""社交互动"部分）

按流程进行团体社交游戏（与朋友一起）

替代学习

建立集体归属感及社交影响力（参照"社交关联"部分）

社交关联（Social Relatedness）

接纳及靠近同伴

共同注意

增强社交兴趣及提高参与度

成为合格的朋友（参照"社交沟通""社交互动"部分）

表达关心与同情（参照"社交意识""社交互动"部分）

社交意识

社交类别

目标

· 提升社交意识

· 培养适龄的兴趣和行为

· 为学生提供社交机会

· 建立做出社交判断所需的技能

先备技能

· 社交意识*

· 常识及推理*

· 分类 *

过程

该课程的教学目的是教授学生识别并参与适合其年龄的活动及行为。首先，学生要识别相关的社交分类及其适合的人群。重点是让学生针对与其最为相关的类别建立一般认识。第一阶段及第二阶段可以选用视觉及语言策略（见下文详述）。教学策略的选择应根据学生的需求而调整。第三阶段至第六阶段，学生会更加独立地做出选择，将对适龄活动及行为的相关认识泛化于环境之中。

第一阶段：识别类别。学生学习识别不同年龄段的群体（例如：婴儿、幼儿、儿童、青少年、成年人）及社会群体（例如：男性和女性、新人和前辈、运动员与电脑俱乐部成员）。

第一步：将照片与不同群体配对。

第二步：理解性识别。

例如：

---

* 编注：书中标有"＊"号的先备技能学习可参考《孤独症儿童行为管理策略及行为治疗课程》一书，该书由罗恩·利夫（Ron Leaf）及约翰·麦克伊钦（John McEachin）主编，于2020年由华夏出版社出版。

- "找出青少年的图片。"
- "谁和你的年龄相同?"

第三步:表达性识别。

例如:

- "说出一个你认识的小朋友的名字。"
- "告诉我一个电视明星的名字。"

第二阶段:识别活动和行为。教导学生识别不同年龄及社会群体的活动和行为(包括娱乐类型、休闲活动、谈话主题、服装、游戏活动、语言风格和行为)。活动和行为将根据学生的居住地点而有所不同,也会随着时间而改变。

为了让学生更加独立地运用技能,可以让学生负责总结出一个需要分类的变量或物品的清单。可能的话,应让学生解释他是如何获取信息做出这些判断的("我看动画片时看到它的广告了""我在学校看到小孩穿它了""我有听大人谈论过它")。

第一步:将图片或物品与适合的年龄或社会群体互相配对。例如,芭蕾舞与女孩;多拉玩偶与儿童;拉着父母的手与儿童;布拉德·皮特与成年女性;新潮的说话方式与年轻人;没有成人陪同在夜晚见朋友与年龄稍大的青少年;编织活动与成人。

第二步:理解性识别。

例如:

- "找出小朋友穿的衣服。"
- "谁坐在杂货店的手推车上?"
- "假设你是(某一年龄/某一性别),找出一款合适的电脑游戏或是电视节目。"

第三步:表达性识别。

例如:

- "(根据自己的社交类别)告诉圣诞老人你想要什么圣诞礼物。"
- "挑选一首小朋友可能会喜欢的歌。"
- "什么事情是青少年可以做但是小孩不能做的?"
- "如果你是运动员,你会参与什么项目?"

第四步:角色扮演。

- 扮演不同群体的人物,参与对话或是自由活动。
- 孩子必须随机(例如当计时器响起时)转换角色至不同社交类别的人(从小孩转换至青少年)。

第三阶段:在教学情境中应用所学知识。学生学习在教学情境中应用与适龄的活动及行为相关的知识。刚开始时,可能需要直接指示学生(例如:"选择年龄较大的男孩可能会喜欢看的影碟")；但之后，应尽可能减少使用直接的语言提示（"那里似乎有许多小女生喜欢的东西"）。

第一步：准备几个玩具和活动，让学生根据年龄选择。

第二步：在约会或小组教学期间，学生应选择适龄的谈话主题并使用适当的语言风格（必要时使用视觉辅助）。

第四阶段：独立做出决定。学生需独立选择适合其年龄或是社交群体的活动，并做出适当的行为。必须创造机会以确保孩子能够进行独立选择或示范目标活动和行为。

例如：

· 孩子在购物时挑选适龄的服装。

· 在公园里，学生选择其他同龄孩子可能会玩的游戏。

第五阶段：持续做出选择。学生需在面对全天的一系列活动及行为时，做出符合其年龄和社会群体类别的选择。

识别人际关系

目标

· 提升学生识别生活中不同角色人群的能力
· 提升学生对人际关系的认识
· 提升安全意识
· 提升与他人互动时对恰当及不恰当行为的辨别
· 通过培养自信减少可能受到的伤害
· 在需要某种层面的帮助时知道该向谁求助

先备技能

· 勇于表达自己的观点和立场
· "我不知道"*
· 对社群中提供帮助的人有一定的认知
· 区分陌生人与熟人
· 社交意识*
· 分类*
· 配对*
· 接受性命名*
· 表达性命名*

过程

选择适合学生能力水平的教学策略。

最初的两个阶段集中于识别训练（生活中出现的人；这些人扮演的角色；每种角色需承担的责任，等等）。教学中可使用图片进行辅助。向学生展示印有不同人物的图片，然后教他识别每个人。接下来，教授学生识别这些人所属的类别（或人际圈），明确每个圈子里的角色。

根据学生的个人情况进行分类，确保这些分类与学生相关并且有意义。分类命名时，应选择与学生年龄相符的术语。

第三至第五阶段教授学生根据不同类别的人群选择适当的行为。可以采用具体的情境教学、角色扮演或创造机会在自然环境中与他人练习，借此练习应用早期阶段所学的知识。

图片、人际圈的图示（见本课程结尾处的例子）或其他视觉工具（例如带有类别标签的卡片）可作为辅助。

第一阶段：从各种各样的照片或图片中对所有的人做出理解性或表达性识别。 教学生按照每个人与自己的关系进行人物分类。分类包括（但不限于）以下：

- 家人
- 朋友
- 老师或其他专业人士
- 能帮助你的人（例如：警察、医生）
- 认识但并不太了解的人
- 陌生人

这些类别可用人际圈呈现，制成类别清单，或根据图片和照片和姓名进行归纳。

第一步：配对/分类。

学生将图片或照片按类别名称整理。

第二步：接受性识别。

学生通过向老师描述（指出或做出一些其他行为）某人所属的类别来表明他的理解。例如：

- "这其中谁是你的家庭成员？"
- "告诉我你兄弟所属的圈子。"

第三步：表达性命名。

- "能告诉我你家庭成员的名字吗？"
- "你的朋友都有谁？"
- "你和（老师的名字）是什么关系？"

第二阶段：教学生描述每个类别或是圈子的特征。 让学生说几个可以描述不同类别/圈子的形容词。

第一步：配对。

让学生将形容词与对应的类别进行配对。

第二步：接受性识别。

根据老师提供的角色说明，让学生指出与之对应的类别或圈子。例如：

- "指出和你住在一起的人。"（学生指向"家庭"的圈子）
- "谁会来家里玩？"（学生指向"朋友"的圈子）
- "你父母会和一些人说话，但你并不太了解他们。"（学生指向"认识的人"的圈子）
- "你可以向这些人寻求帮助。"（学生指向"专业人士/可帮助你的人"的圈子）

第三步：表达性识别。

让学生用语言定义每个类别所包含的角色。定义应根据学生情况进行调整，使其符合学生的具体情况并且有意义。例如：

- 家人：
  - 和你有关系的人
  - 和你住在一起的人

- 朋友：
  - 愿意与其共度时光的人
  - 和你有共同兴趣的人
  - 在班级你喜欢与之交谈的人
  - 和你一起参加童子军（或其他课外项目）的人
  - 来你家玩耍的人
  - 课间与你一起玩的人
  - 你空闲时会和他出去闲逛的人

- 专业人士/可以帮助你的人：
  - 你需要帮助时可以求助的人
  - 你迷路时会求助他的人
  - 你受伤时会告诉他的人
  - 你被威胁或欺负时可以打电话给他的人

- 你不太了解的人：
  - 在一起玩过一两次的人
  - 你看见过父母和他交谈但你却并不了解的人
  - 学校里和你不同年级的人

- 陌生人：
  - 你从未见过的人
  - 你先前见过但从未与之交谈过的人
  - 对其一无所知的人
  - 你知道他的名字但是并没有一起玩过的人
  - 你朋友的朋友（从未一起度过时光的人）

第三阶段：教授"互动的规则"。让学生根据不同人所属的类别和人际圈辨别与之相关的恰当行为。

一些行为可能需要准确区分（例如，不同类型的拥抱或者触摸）。以下为可能发生的行为：

- 你可以拥抱谁？
- 你可以把地址给谁？
- 你会和谁一起看电影？
- 你可以亲吻谁？
- 你迷路时会去找谁？
- 你需要帮助时会向谁求助？
- 你可以和谁牵手？
- 你会和谁打招呼？
- 你会让谁进入你家？
- 你受伤时会向谁求助？
- 你可以坐谁的车？
- 你会和谁一起从学校乘车回家？

第一步：配对。

教学生把行为说明的文字与类别名称互相匹配。

第二步：接受性识别。

教学生根据所描述的行为指出适当的类别名称或人际圈。例如：

- "指出你可以打招呼的人。"

第三步：表达性识别。

教学生根据具体的行为说明说出正确的类别（或提供正确的答案）。例如：

- "告诉我你能和谁一起从学校乘车回家？"
- "谁可以触摸你泳衣遮盖住的身体部位？"
- "可不可以亲吻你的妈妈？"（"可以"或"不可以"）
- "可不可以告诉你朋友你父母昨晚打架了？"（"可以"或"不可以"）

第四阶段：向学生呈现有不同关系类别人士参与的场景。 根据不同的关系，学生学习描述适当的行为或应做出的回应。可以用口头或是书面的形式呈现场景。起初可以制作一个选项清单，让学生可以从中做出选择并口述给你，这将推进教学进程。一些教学示例如下：

- "你在超市，看见你的堂弟跑过来要拥抱你。你该怎么做？"
- "你在公园，有一个陌生人向你微笑，然后请求你的帮助。你该怎么做？"
- "你在公共图书馆看见了你的老师。你该怎么做？"

第五阶段：在不同人际关系类别人群参与的社交情境中进行角色扮演。 学生应根

据人际关系做出适当的行为。一些教学示例如下:

· "我来假扮你的老师,然后我在商场看见了你。"

· 在角色扮演的过程中,老师提出载学生回家。让学生就此示范恰当的回应。

第六阶段:在自然的真实的生活场景中,让学生有机会练习并应用所掌握的概念。 起初,可能有必要以示范或是事先提醒的形式提供辅助。在陌生人做出不恰当的行为时,孩子必须学会应对,但是这需要在某些阶段中随机进行,让不同人际关系类别的人士参与。可呈现的情境包括:

· 请学生搭顺风车

· 询问学生地址

· 询问学生的电话号码

· 试图进入学生的家中

· 给学生打电话

· 给学生玩具或食物

· 让学生跟随你

· 请求使用学生家里的浴室

第七阶段:帮助学生理解,随着时间的推移,一些人有可能会从一种类别转变成另一种类别。 例如:

· 一个不太熟的人可能变成朋友

· 一个不太经常见的朋友可能变成泛泛之交

· 某些家庭成员可能变得不可靠

关系类别图示(亲密程度)

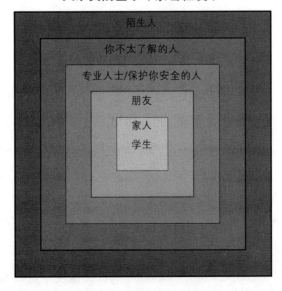

采取恰当的行为

目标

- 掌握解决社交问题的技能
- 泛化适合情境的行为
- 增强利用多种提示的能力
- 提高对社交情境中复杂提示的意识
- 增强独立性

先备技能

- 观察学习及替代学习技巧 *
- 基本的环境意识技能 *
- 独立的信息搜集技能
- 推测
- 共同注意
- 社交渴求

过程

该课程包括一系列的识别练习及后续指导课程。尽管在教学初始阶段会使用谨慎构建的模拟情境，但在后续的泛化阶段必须在充满挑战性的自然环境中应用技能。

第一阶段：初步识别训练。学生首先要理解不同情境的场所有特定的、习惯性的行为和方式。此外，学生还需学习特定场景中行为方式的一般准则和不成文规定，包括以下场合：

图书馆	医院	候诊室
博物馆	电影院	葬礼
洗手间	酒店	音乐会
体育活动/比赛	商场	健身房

第二阶段：观察他人。学生学会观察其他人在新情境中的行为，以此来判断当下恰当的行为规范。最初选用只有少数人参与的情境（例如便利店），里面通常涉及明显且普通的常规和回应方式。然后逐渐在更大、更复杂的场所中练习（例如操场或旧物交换市集）。

第三阶段：推测情境中的行为规范。学生应从情境中学习行为规范，或间接学习情境中其他人的行为。刚开始时选用有明显行为提示的场景（例如有许多空座位的公交站）。一段时间后，选用行为提示更加细微的情境（例如在自助餐厅，通过碟子摆放的位置推测自助取餐起始的位置）。

第四阶段：整合信息提示。学生学习结合所有的信息并综合所有的方法，来判断自然情境中恰当的行为。学生还需学习寻求帮助（根据不同情境寻求不同人的帮助——例如店员、接待员、询问处、自助报刊亭）。最理想的情况是，学生在寻求帮助前能自己尝试所有的方法，做出独立评估及采取行动。寻求帮助可能会在一定程度上抑制孩子独立自主的能力，尤其是在不十分需要帮助的时候。因此，应教导孩子求助是到最后才使用的办法。

理解他人的言外之意

目标

- 提升孩子社交意识的整体水平
- 不仅通过语言理解他人，还通过措辞和肢体语言
- 增加对多种沟通模式和形式（包括语言、面部表情、手势、声调、语境提示和肢体语言）的结合所传达的意义的理解
- 掌握关键评估技能，更好地理解他人传达的意思和语言信息
- 对含蓄的交流感到更加自在、自信并能够以适当的情绪应对

先备技能

- 识别面部表情*
- 原因与结果*
- 辨别语调
- 手势和肢体语言*
- 推测
- 理解不合理之处/不协调之处

过程

单独教授非语言沟通的各个部分。根据每个学生的需求和能力水平，来安排教学的顺序。

第一阶段：学生学习沟通中的具体组成部分，以便评估和更好地理解别人传达的意思。 包括以下组成部分：

- 面部表情（说话者的表情看起来是怎样的）
- 语调（说话者说话的声音听起来如何）
- 肢体语言或手势（说话者的姿势如何，举止如何）
- 语境（当前背景和周围环境如何）
- 语言内容（实际上说了什么）

第二阶段：提供语言信息和沟通中另一方面的要素（之前提及的组成部分），让学生推测这两方面是否兼容，并说明原因。 例如：

- "我很开心。"（看起来很生气）
- "这非常有趣。"（粗鲁的语调）

· "我很饱。"（一顿大餐之后）

· "你真糟糕。"（和你击掌的时候）

第三阶段：提供语言信息和沟通中另外两方面的要素，让学生推测哪些方面是兼容的，并说明原因。

第四阶段：学生推测包含了沟通各方面要素的话语的含义。

第五阶段：让学生判断角色扮演或视频中所传达的含义。

第六阶段：有些沟通中包含多种传达含义的内容，学生应学会识别具体的沟通类型。例如：

· 讽刺

· 戏弄

· 夸张

· 玩笑

· 有不止一种含义的语言

第七阶段：在观察现实生活和自然情境后，学生能够识别话语的含义及沟通的类型。

换位思考（心理理论）

目标

· 提升注意他人的能力

· 更能理解别人的观点

· 明白人与人之间会有不同的看法、理解、思考、感受、信念或是愿望

· 当别人的理解或观点与自己不同时，能理解并弄清状况

· 建立回应他人观点的必备技能

· 建立表现出同理心的必备技能

先修课程

· 假想游戏*

· 共同关注*

· 理解*

· 情绪*

· 原因和结果（包括某人如何"知道"某事)*

· 回忆*

· 环境及社交意识*

· 推理

· "理解他人的言外之意"

· 理解"观点"的概念

过程

以下各个阶段的内容是对换位思考技能的说明。由于学生在掌握前一阶段的内容后才能完全理解后一阶段的内容，因此必须按照以下的顺序教授。

第一阶段：不同的角度。

第一步：不同的观点。

"你看见了什么?""别人看见了什么?"

展示图片。设置一个情景，让大家（包括孩子）坐在房间里各个不同的角落。老师拿着一张有趣的图片，只有一个人能看见图片内容，其他人都看不见。然后问孩子，"（学生1）可以看见图片吗？（学生2）可以看见图片吗?"孩子应该根据图片的朝向，来判断谁可以看见图片内容。然后老师把图片从孩子面前拿走，并问他"你可以看见

图片吗?"

让学生自己展示图片。孩子拿着的图片应朝向他人,而不是向着自己。让大家坐在教室的各个位置,然后告诉孩子"向(学生3)展示图片。接着,向(学生4)展示图片"。学生要将图片调转位置,来保证每个人都能看到图片的内容。

运用物品和图片教学,让学生明白同一个物品在不同的角度会呈现出不同的样子。使用孩子熟悉的物品及其照片,从不同的角度展现其模样。例如,一个玩具汽车从前面、后面、侧面、上面、下面看起来会有所不同。观察椅子、玩偶、泰迪熊、飞机模型或玩偶房屋亦是如此。从不同的角度为每个物品拍摄两至三张图片。起初应选用一些不同角度差别明显的物品。

在桌子正中间放置一个物品。让孩子坐在一个只能看到物品某一侧的位置(例如玩具车的后面)。让另一人坐在可以看见物品另一角度的位置(例如玩具车的前面)。把物品各个角度的照片呈现给学生,然后问他"你看到了哪个角度?"和"(人物2)看到了哪个角度?"这个练习也可以用表达性命名的方式进行,"谁看见了玩具车的前面?"或"(人物2)看见了什么?"

利用房间内的物品进一步说明概念。让孩子站在房间内某一物品的前面,另一人站在其他物品的前面。让他们各自注视自己面前的物品。教学生区别房间里能看到的物品和某人实际看到的物品。

进一步练习:让孩子和另一个同伴一起走进一个新房间。在他们一同进入新房间之后,让孩子返回原来的房间,同伴待在新房间(例如:起初两人在客厅,然后一起去厨房;孩子返回客厅,但同伴待在厨房)。拍摄不同房间内物品的照片供孩子选择,并向其提问:"(同伴)能看见吗?"孩子应根据同伴所处的房间,分辨同伴能看见什么和不能看见什么。例如,同伴可能会看见冰箱,但是不能看见客厅里的电视机。

利用受遮挡的视野。设置一个情景,让较小的物品(如玩具车)被较大的物品(如隔板)遮挡。让某人望向玩具车的方向。然后问孩子"(人物1)能看见玩具车吗?"答案是"不能",尽管这个人正看着玩具车的方向。把遮挡物移走后,再问同样的问题。此时答案是"能",因为这个人确实能看见物品。孩子通过这一过程学习区分受遮挡的视野(即便孩子能看见这个物品,并不意味着其他人也可以看见)及不受遮挡的视野(双方都可以看见物品)。

第二步:学生知道的和别人知道的。

建立一系列涉及各种感官体验的情境。让孩子观察某人做一项具体的事情,而这件事情让别人"了解"或知道了某事。例如,朋友看见他妈妈从冰箱里拿出蛋糕放在桌子上。这时问孩子"(你朋友)知道蛋糕在桌子上吗?"学生应回答"知道"。然后再问"（你朋友）怎么知道的？"回答应是"（朋友）看见她放在那里了"。

孩子要学会区分他自己知道的内容和其他人知道的内容。有以下几种情况：

· 孩子知道，但是别人不知道

· 别人知道，但是孩子不知道

· 孩子和别人都知道

· 孩子和别人都不知道

· 别人不知道，孩子知道别人不知道

· 别人知道，孩子也知道别人知道

· 别人不知道，孩子不知道别人不知道

· 别人知道，孩子不知道别人知道

案例一

孩子和另一人走进不同的房间，并执行在各自房间里看到的视觉指令。完成之后，大家回到老师所在的房间。然后老师问孩子"你知道别人做了什么吗？"及"别人知道你做了什么吗？"

案例二

人物 1 和孩子去户外踢足球，人物 1 将球踢出了墙外。人物 2 在家中看电视。然后问孩子"（人物 1）知道球飞到墙外了吗？"和"他怎么知道的？"，再问"（人物 2）知道球飞到墙外了吗？""他为什么不知道？"最后一个问题的答案是"因为他（人物 2）并没有看到动作的发生"。

案例三

孩子在学校大会上被授予奖项，但是孩子的妈妈并没有参加这个典礼。此时问孩子"你妈妈知道你在学校大会上获奖了吗？""为什么不知道？"然后再问"老师知道吗？""她怎么知道的？"

案例四

某人去看包里的物品，而孩子没有看到这一动作。此时问孩子"你知不知道那个人是否知道包里有什么？"（答案是"不知道"）。作为对比，孩子之后看到这个人翻看包里的东西后，再问孩子相同的问题（答案是"知道"）。

第二阶段：识别愿望。

第一步："对你来说重要的是什么？"

为学生准备一个清单，列出十五至二十个我们常见的愿望。让孩子表明每个愿望的重要程度（不重要、一般、非常重要）。值得强调的一点是，个人愿望的偏好存在中间立场，这些愿望不是非要不可，也不是要完全摒弃。愿望可能包括以下方面：

- 控制权
- 家庭时光
- 运动
- 学习新事物
- 吃
- 名誉
- 取得好成绩
- 被接纳
- 电子游戏
- 权利
- 受欢迎

如果孩子较为年幼的话，最好能在这份清单上列出一些具体的项目或是孩子熟悉的游戏和活动。年长的孩子可能会理解较为抽象的概念，例如控制或独立；如果不能理解，就使用更易于理解的语言（例如：独立就是在没人帮助的情况下做某事）。

当孩子完成清单后，查看他的选择，并与其他人的选择进行比较。需要说明的是，每个人都是独特的，因此任意两个人不可能有完全相同的愿望清单。老师还应让学生说明其他人非常期望某件事情而自己却表现得"不太感兴趣"的可能原因，并为自己的选择说明理由。

第二步：观察并评估别人的愿望。

通过简单的询问或是观察，判断他人想要的东西或是愿望。学生应观察想要某件物品的人和不想要某件物品的人。让一个人直观地表现出想要或是不想要这个物品。然后问学生"（这个人）想要薯条吗?""你怎么知道（这个人）想要?"或者"你怎么知道（这个人）不想要?"

某人如何表现出他对某个物品的偏爱？可以教授学生识别以下有用的提示：

- 这个人有没有看这个物品?
- 这个人有没有拿这个物品?
- 这个人有没有想要这个物品?
- 可供选择时，这个人是否选择了这个物品?
- 拿到物品时，这个人是否开心?（微笑、大笑、说一些肯定的话语）
- 这个人是否会在这个物品上花费时间?
- 这个人是否谈及这个物品?
- 在这个物品出现时，这个人是否经常有以上表现，还是仅有一次?

久而久之，学生就能够通过观察得知其他人是否想要某件物品。通过观察了解或推测某人想要的物品有助于学生理解这个人的大致愿望。反过来，这也可以帮助学生根据某人采取的相关行动或使用的语言理解此人的意图。

第三阶段：识别情绪（"情感换位思考"）。

情感换位思考是指理解他人情绪和感受的能力。"情绪"课程中对识别他人情绪进行了详细描述。

教授学生如何解读与情绪相关的语言和非言语提示也是非常重要的。学生应学会回答"她的感受如何？"及"你怎么知道她感到悲伤/生气/开心？"或"她为何难过？"等问题。本书中"理解他人的言外之意"这一课程有助于对这一技能的学习。

第四阶段：识别想法和观点（别人在想什么？）。

第一步：推测别人在想什么。

使用图片、视频或角色扮演来展示一个场景，场景中包含明确的行为或是事件。让学生判断每个人的大致想法。学生应根据先前阶段和预备课程所学的知识和技能来回答问题，包括识别非言语提示及当下情境中的语境（例如：场景、事件、口头语言、肢体语言）。

场景实例	可能的想法
孩子从自行车上跌落，父亲在一旁。	孩子："哎呀！"父亲："希望他没事。"
孩子在路上行走；另一人在大声喊叫。	行人："哦，不！他会被车撞倒的。" 孩子："一定要准时赶上足球训练。"
孩子在墙上画画；母亲站在孩子身后，双手叉腰。	母亲："你有大麻烦了！" 孩子："我有大麻烦了！"
孩子有一箱腐烂的水果，对朋友说："把手伸进来，有好东西给你。"	孩子："我要捉弄他。" 朋友："这太让人激动了。"

第二步：有时别人会有不同的观点。

学生需要明白有时自己的观点会和别人不同。给学生举几个自己和别人观点不同的例子。

案例一

人物1把帽子放在桌子上，然后走开。人物2拿起帽子，把它装进人物1的书包中，然后走开。人物3从包里拿出帽子并把它放在床下。此时问学生"（人物1）认为帽子在哪里？"（"在桌子上"）和"（人物2）认为帽子在哪里？"（"在书包里"）。

案例二

给学生展示一个巧克力盒子，但是里面的巧克力已被铅笔替换。让其他人（人物

1) 进入房间，给他看盖上盖子后的巧克力盒子。此时问学生"（人物1）觉得盒子里有什么？"和"你认为盒子里面有什么？"

案例三

在盒子里藏一个物件。让学生和另一人（人物1）猜盒子里有什么。人物1就盒子里的物件表明他的想法（例如："可能有一个球"或"可能有一个玩具驴"）。在老师公布答案之前，问学生"你觉得盒子里有什么？"和"（人物1）觉得盒子里有什么？"

第三步：换位思考进阶训练。

学生应知道人们对同一件事情会有不同的观点（可能是因为视角不同）。

此外，还应理解"第三者"观点。第三者是指某人就另一人对第三人的意见、想法或感受而形成的观点。例如，莎莉觉得自己不会被邀请去参加聚会，瑞克也这么认为，学生同意瑞克的观点。

换位思考可进一步复杂化。例如，学生能够理解不同的观点和价值观并不仅仅会出现在两人看到同一件事情时，两人听到同样的内容、话题或问题时也会出现。此外，在阅读一篇文章后，大家对文章的主要内容或中心思想也会有不同的看法。

学生应该学会理解观点是可以改变的。可以创建一个场景，其中涉及的事件导致另一人的观点（想法、意见、感受、信念）发生改变。然后问学生为什么别人改变了观点，或者根据新发生的情况猜测别人现在可能有怎样的观点。

最后，学生可以通过观察别人的行为、手势或肢体语言提升推测别人意图的能力。做到此水平的换位思考要素包括记得并利用具体的情境语境、回忆起先前观察的内容、"了解"被评估行为的这个人、稳固非言语提示的认识能力。

换位思考进阶练习示例

● 给别人指引方向

让学生给予指示，引导搭档去某个物品的位置。起初，学生可以与搭档一起行走。最后，学生应学会站在固定的位置指导方位，并根据搭档的视角修改指示。

接下来，让学生根据记忆指引方向。例如，学生和搭档在客厅看电视，让学生指导搭档去厨房（不同的房间）拿苏打水（让学生和搭档一直在房间里，然后观察搭档并修改指示对训练没有益处）。

● 保留信息

"我是卧底""猜猜我是谁""比手画脚""舞台上的孩子"等游戏有助于教授孩子保留信息（教他们理解"你知道的内容其他人不知道"）。这些游戏考察玩家隐瞒信息的能力，即玩家是否能够在不揭示答案的情况下提供有意义的提示。

● 玩笑、魔术和视觉假象

向别人开无害的玩笑是了解别人看法的好方法。例如，在茶水间藏一条玩具蛇，并让某人去查看。然后问学生"（这个人）认为碗橱里有什么？"和"如果她看见了玩具蛇会发生什么事？"

许多魔术中也包含换位思考。放在魔术帽中的物品常常会变成不同的物品，因此你可以问学生"魔术师认为帽子里面有什么？"和"观众们认为帽子里有什么？"

视觉假象或是三维立体图案可以呈现不同的图案（这一过程中可以使用重点提示），这种识别过程很有趣，并且可以说明多种视角的可能性。

● 欺骗

了解欺骗是教授换位思考的另一种方式。附加好处是可以让容易被骗的学生有所成长。从这个意义上说，教学的目标是让学生了解一个人可以主动提出或提倡某种观点来引导其他人。这里需要注意的是：这个过程并不是要教学生明确的欺骗方法，而是把别人欺骗的例子用作换位思考练习。此处的重点是培养孩子识别欺骗的技能。应监督学生是否会采用欺骗性做法，必要时我们应教授他们额外的技能（例如诚实的重要性）。

白雪公主、姜饼人和小红帽等童话故事的主题中都包含欺骗的内容。因此这些例子可以用来探讨有关欺骗的主题。"白雪公主认为这个女人是谁？""那个女人实际上是谁？""你觉得大灰狼装扮成外婆是想得到什么？""为什么女巫要打扮成卖苹果的女人？"等类似的提问可以引导学生更好地理解其他人的观点和动机。

识别性格特征

目标

- 培养做出社交判断的能力
- 对他人建立更深入和可靠的认识
- 发展真实的同伴友谊
- 提高成功进行社交互动的可能性
- 发展做出决策和解决问题的能力
- 增强自我意识
- 培养批判性评估和思考的技能

先备技能

- 原因与结果*
- 扩展式回想能力
- 推理
- 关系识别
- 社交分类
- "理解他人的言外之意"
- "想和谁玩?"

过程

通过教学，孤独症人士能够识别并意识到别人的行为方式（例如："她很有趣""他表现得很羞涩""他刚刚投篮很棒"）。即便是出现了互相冲突的信息（详见本书"换位思考"和"理解他人的言外之意"的课程内容），他们亦会逐渐意识到行为背后的意图。例如，一个小孩说再也不会欺负别人了，但说完后第二天又欺负了别人。孤独症儿童可以从中学习辨别和推测"他所说并非他所想"。

然而，根据经验我们得知，即使孤独症孩子在治疗中取得了很大的进步并且掌握了进阶的社交技能，他们仍然会缺乏深刻理解他人的能力。就先前段落所提到的例子，孤独症孩子无法逐渐意识到这个人是有趣的，那个人是内向的，那个同伴擅长运动，或某一个孩子不能信任（除了欺负别人这件事之外，在其他事情上也无法信任）。从根本上说，他们无法发现别人的性格特点，因此也无法根据相应的性格特点与别人互动或建立关系。本节的内容旨在就此给予一些教学指导。

对于此方面的练习须多加注意，教学意图是不让孤独症儿童形成刻板想法、成见及粗略性思维。此外还应教导学生明白，特征是一段时期内持续表现出的性格特点，但并非是一成不变的，虽然"江山易改，本性易移"的情况也有可能发生。教授孩子识别他人性格特征的主要作用是帮助他们更好地预测别人的行为，更深入地理解别人的行为，并能够根据预期做出相应的选择。

就学生的发展阶段而言，此课程通常不适用于学龄前儿童。

第一阶段：识别及区别普通特征。使用视频、图片、故事和真人示范来教授识别符合学生年龄和文化水平的一般特征，可包括以下方面：

聪明	为人着想	不诚实
有趣	活跃	无法预测
刻薄	不公正	充满活力
羞怯	乐于助人	忠诚

使用识别训练来教授特征时，例子中应包含一系列的行为片段（例如：孩子的家庭作业做得不错、通过了测试、在课堂正确回答问题；孩子在各种情况下采取各种行为欺骗父母、同伴及老师）。学生应明白，某种行为或性格特点的持续出现构成了一个人的性格特征。

第二阶段：识别更加具体的特征。向学生展示视频、图片或真人示范的特征示例及单纯的行为片段（包括不典型的行为）。目的是让学生理解某种行为类型的单个表现形式是什么样子（例如：不说实话、一次非典型的发脾气），以及构成一种性格特征的一致行为或表现形式（例如：不可信任、性格暴躁）是什么样子。

此外，行为特征并非单方面的例子——也就是说，应向学生呈现有异于平时表现的例子，来教授他们在复杂的情况下识别特征（例如：某个孩子只对最好的朋友诚实，对其他人就并非如此；某个孩子只在情绪不佳时才会不配合他人）。

第三阶段：运用性格特征预测行为。本阶段使用故事、视频及真人示范的场景来说明一个人的行为方式，并呈现出需要此人做出选择、陈述或行动的情境或场合。学生必须根据过往的行为模式（性格特征）进行预测。通常，我们可在学生做出预测后向其展示实际的结果。

以下是一些例子：

行为方式————————————————————→当前情境

行为方式	当前情境
孩子在家和学校都表现得十分有趣	孩子参加一个生日聚会
孩子拒绝吃点心、荡秋千或停止拍球	孩子在骑车，但现在轮到其他人了
每当孩子在商店里没有得到冰淇淋、不被允许插队到前排位置、不被允许独自过马路时，都会坐在地上哭闹	孩子看到另一个小朋友在玩自己心仪的玩具
某个学生帮助了一个坐轮椅的孩子，并主动帮老师拿东西	有学生受伤了，他的周围有许多同学，其中就包括这个帮人的学生

最后，当前情境与性格特征的关系应表现得更加微妙（有些时候要与性格特征完全无关，这样可以用来说明许多情况下过往表现可能并没有提供相关的预测信息）。此外，当前场景中还应展示一些意外的信息，用以说明仅凭性格特征也并不能完全预测（有些甚至反映出人们确实"改变了他们的方式"）。

第四阶段：根据性格特点做判断。孩子在当前情境中的判断或行为会受到性格特征的影响，因此应教会孩子权衡部分因素来理解这一点。此阶段可使用与第三阶段相似的情境。

受性格特征影响的判断因素包括以下内容：

- 过往行为表象的强度和持续性
- 当前情境与性格特征之间的关系
- 出现基于特征的行为后的替代行为和对策
- 接近或避免当前情况的相关好处和代价

根据判断采取行动和做出回应的能力也需要练习（例如：要求分享、请求帮助、维护自我、请求老师协助、忽视）。但在进行此阶段教学前，应先教授相关领域的其他课程（请参考本书中"请求帮助及恳请关照""争论、讨论、说服及妥协""应对戏弄及欺凌"及"学会分享"等课程）。

在本阶段的情境中孩子必须做出可能受到性格影响的选择，例如选择想要一起游戏的人（参考"想和谁玩？"课程）、选择和谁一起完成项目、选择告诉谁秘密（参考"保守秘密"课程）。

本阶段的训练从人为情境逐步过渡至日常生活情境时应格外注意（参考第二章有关泛化的内容）。

第五阶段：自我意识及自尊。在成功进行前面四个阶段的训练后，此领域的训练可以进入至提升自我意识及自尊方面。虽然此节描述的内容并非为了替代相关领域中更加全面的治疗课程，但是第五阶段的训练对高功能孤独症儿童可以起到促进作用。

为了提升自我意识，第一阶段及第二阶段的内容现在可用于识别个人的行为方式。虽然了解自身的性格缺点是有意义的，但我们建议孤独症儿童应从认识积极的性格特征开始，并使其在训练中占主要地位。除了提升一般的自我认识外，有关训练还有助于学生学会"发挥优点"。如果在认识自我性格优点方面取得了巨大的成功，随后就可以适当地让他们认识自己性格中的缺点（有限地进行），但这只是为了对不太好的性格特征产生正面的影响。

建立对自我性格特征的认识后，可以进行提升自尊的相关训练。对自我性格优点的认识能促进自尊的形成。然而，要让孩子意识到个人性格特征是持久的，这不仅有利于帮助他们对自我形成更加稳定和坚定的认识，还有助于避免过于追求完美和过度的自我批评。当孩子明白不能通过单个行为或某一时期的行为来定义自我的时候，他们就不会对自己产生过高的要求。在他们明白对自我的认识不应来自于偶然的行为，而是取决于长期（积极的）特征时，他们就会对自己更加满意。以积极的角度更深刻地认识自己有助于孩子形成更深刻和真实的自尊。

社交沟通

给予赞美

目标

· 教授社交对话技能

· 增强互动性互惠

· 提升对动作及情绪的意识

· 增加被同伴接纳的可能性

先备技能

· 交谈（中级）*

· 原因与结果（初级）*

过程

根据学生的技能水平及能力水平，可使用回合式教学法及互动教学法教授各种技能要素。

第一阶段：识别训练。设置人为情境（口头说明或是观看视频），教授学生区分当前状况是否需要赞美。需要赞美的情境包括：

· 见证别人取得成功

· 看见别人赢得比赛

· 听别人分享成功

· 注意到别人的精心打扮

· 注意到别人努力提升自己的外表

· 听到别人谈论或展示自己刚买的物品（例如：展示新买的车）

· 自己受到赞美

随后教授学生分辨值得赞美的情境的显著特征。

第二阶段：教学生使用合乎习惯和通用的赞美方式。要确保让孩子练习赞美中会使用的各种要素，例如对话内容（"太棒了""真酷"）、语音语调、面部表情（例如：微笑、惊喜）。

·肢体语言（例如：前倾、朝向对方）以及其他非语言信息（例如：击掌、竖起拇指等手势）

·尽量不要教授刻板的赞美方式，而要针对同一对象教授多种方式的赞美。

第三阶段：应用赞美技能。学生将掌握的赞美技能用于回应第一阶段中所学的各种情景（或与其相似的情境）。

在此之后，让学生学习做出更具体的赞美，并重点教授学生判断情境中值得赞美的方面。此外，学生必须学会在特定的情境中，如何具体地措辞。例如，从大致的赞美"你看起来真漂亮"到具体的赞美"我真喜欢你的裙子。在哪里买的？"

第四阶段：从结构化的示范中教会学生判断是否应该给予赞美。如果需要给予赞美，学生亦需估量哪种类型的赞美是适当的（参考第三阶段）并给予相应的赞美。

第五阶段：在自然情境中泛化所学知识，包括不时需要赞美的场合，以及无法预知的情境。

请求帮助及恳请关照

目标

- 提高以适龄的方式来满足需求的能力
- 增强独立性
- 增加与同伴见面并建立关系的动机
- 提高同伴强化的作用
- 增强彼此之间的互动
- 增强满足需求和愿望的能力
- 增强对社交互惠的理解

先备技能

- 自我意识（能认识到自身优缺点）
- 对行为举止的基本理解
- 解决问题的技能
- 观察学习*
- 承受挫折的能力
- "提问"*
- 推理（针对第三阶段 B）

过程

此课程教授学生向他人（尤其是同伴）寻求帮助和关照。在理解这些技能之后，学生在靠近同伴时会表现得更自在，亦能更好地了解社交互惠，并且有能力探索一系列具体的社交常规。老师应注意，学生寻求帮助和恳请关照的方式应取决于其年龄及成长的文化环境。

第一阶段：定义"帮助"及"关照"。 让学生明白这两个词语具体所指的内容。明白"帮助"的含义和需要请求帮助的具体情况十分关键。对于不太具体的词语"关照"而言，一定水平的理解能力也是必要的。

第二阶段：分辨是否需要帮助或期待关照。 可通过识别训练区分有关情况。学生应学会辨别需要帮助的情况及不需要帮助的情况、需要关照的情况及学生无需协助可以自行处理的情况。可通过以下几种方法进行教学：

- 在卡片上写下各种情境，并读给学生听。学生来识别有关情境是否需要请求帮助或者关照。

· 在一天内随机设置学生可能需要或可能不需要帮助的情境。随着情况的发展，老师应询问学生是否需要帮助或关照。

· 让学生置身于需要请求帮助的情境，并等待学生识别出在这种情形下需要请求帮助（此处可参考《孤独症儿童行为管理策略及行为治疗课程》一书中"诱发沟通"技能的相关内容）。

我们应系统地向学生呈现这些情境。起初，应让学生参与提示十分明显的情境；换句话说，学生于初学阶段应该能够很容易地识别出是否需要帮助。渐渐地，课程中所设置的情境应不再那么明显和结构化，并减少辅助。区分卡片没有辨认"诱因"的情境来得自然。练习后期所设置的情境应该更加自然、不刻意并更加难以预测。当学生能够熟练地展示技能后，应变化情境，使其对帮助的需求变得更加细微。例如：

- 明确需要协助/帮助/关照的情境
  · 学生迷路了。
  · 学生需要去拿他够不到的物品。
  · 学生无法抬起需要移动的物品。
- 不太明显的情境
  · 学生想买糖果，但是钱不够。
  · 学生想要快点完成家务，然后就可以去看自己最爱的电视节目了。
  · 学生要去度假，需要有人帮忙照料宠物。

训练学生把这些技能逐渐泛化到日常生活中。

第三阶段 A：辨别可以提供帮助的人。 在顺利识别是否需要帮助后，学生需要知道最佳的求助对象是谁。让学生理解，合适的"帮手"应该根据所需帮助或关照的类型判断，以及这个人是否有空。

以下因素表明此人可能会是不错的帮手：

· 这个人能够提供帮助或关照。

· 这个人很可能会提供帮助或关照。

· 自己曾经帮助或关照过这个人（见后文中互助互惠的有关内容）。

识别训练可教授学生识别获得帮助的潜在可能：学生必须判断潜在求助对象是否适合某种具体类型的帮助。例如，如果学生想要拿高处的物品，那么是求助高个子的人还是矮个子的人更合适？如果学生迷路了，求助警察是否适当？

在学生能够熟练辨别某人是否能够提供帮助后，老师应帮助学生识别最佳求助人选。例如，学生要去度假，需要有人帮忙照顾宠物仓鼠。喜欢小动物和不喜欢小动物的朋友中，谁是更加适合的人选？另一个可以考虑的因素是学生近期是否有帮助过其他人。相比近期未受到帮助的人，更适合求助于近期接受过学生帮助的人，因为他们更有可能回报最近帮助过自己的人（互助互惠）。

第三阶段 B：获取更多有关潜在人选的信息。在请求帮助之前，学生可以了解别人是否会提供帮助，并学会更准确地评估这种可能性。继续先前的例子，如果学生想要知道朋友能否在自己离开时帮忙喂养自己的仓鼠，他可以先询问一些信息，比如"你喜欢动物吗？"或"你下周会在家吗？"如果答案是肯定的，他就可以向朋友请求帮助。相反，如果答案是否定的，那么学生就应该转向其他人选，并进行相应的评估。

可以运用第三阶段 A 的方式教授该技能，但是学生要学会归纳问题，判断潜在人选是否会提供帮助及此人提供帮助的可能性。此外，学生应学会分辨哪种回应意味着对方是合适的求助人选。

第四阶段：学习如何请求帮助或关照。学会辨别求助的对象后，学生需要了解如何请求帮助和关照。通常，学生需要先说出问题是什么——为什么需要帮助，然后再请求帮助。要教授学生礼貌地请求"帮助"和"关照"，须以提问的形式而不是命令的口吻。连同请求（需学习的技能）中三个基本的组成部分，本阶段可以使用互动教学法教授：

- 陈述问题。
- 请求帮助或是关照。
- 有礼貌并用提问的形式。

"陈述问题"的例子：

- "我们全家下周要去佛罗里达州，我需要有人帮我养仓鼠。"
- "我找不到弹珠了。"
- "我的 ipod 没有电了。"
- "我饿了，但我没带钱包。"

"请求帮助或是关照"及"有礼貌并用提问的形式"的相应例子如下：

- "你有空帮我养仓鼠吗？"
- "你能帮我找一下吗？"
- "我可以暂时借用你的吗？"
- "我可以借你的钱买个三明治吗？"

可以使用额外的技能提出一个准备问题，例如"我可以请你帮忙吗？"或"你能帮一下我吗？"这个提问应放在上述三个步骤之前。

第五阶段：识别提问的时机。在掌握该向谁求助及如何求助后，学生应学习辨别适合提出请求的时机。有时需要协助和帮助的请求被拒绝是因为时机不正确，并非是潜在帮助者不适合或是请求方式不适当。在先前的主动发起社交邀请的课程中已教授过该技能。然而，在请求帮助或恳请关照时，这两者更具关联性。学生需要在适当的时候向潜在帮助者提出请求。必须考虑三个因素：

- 这个时机适合学生。
- 这个时机适合求助对象。
- 这个时机适合提供帮助。

首先需要考虑的是，学生应该学会在情境变得令人沮丧或让人感到压力之前请求帮助。对于一些学生而言，这意味着他们在察觉到自己需要帮助时就立刻求助他人。对另一些学生来说，他们可能需要自我监控来判断个人承受压力或挫折的限度。如果学生表现出已掌握自我监控及自我意识的技能，那么就可以教授学生根据情境及各种时机请求帮助。无论如何，学生应学会在最适宜求助的时机请求帮助，而不要发展到一个较焦虑的状况。

在适当解决首要考虑因素之前，可能需要先对学生进行承受挫折或压力管理的课程教学。如果学生在起初感到焦虑的阶段拒绝请求帮助，那么在情绪变得更加焦虑之前，可能需要互动教学法帮助学生发展请求帮助的能力。

第二个需要考虑的是潜在人选的情况。潜在人选应该处于空闲状态（例如不忙、没有在做其他的事情，等等）并且心情愉悦。在评估潜在人选的情绪时，让学生学会辨别时机是否合适。学生可以通过描述图片或书面/口头叙述情境进行理解。教学材料应明确地将潜在人选呈现于适当的时机和不当的时机两种情境之中。老师应该指导学生判断在图片或说明中呈现的时刻，是否可以提出请求。

教学中还需要考虑其他时机因素，例如可以提前求助他人，这样可以留出时间做适当的规划和准备。

第六阶段：在请求被接纳和拒绝时，都要适当地做出回应。在这个阶段，无论是否得到帮助或是关照，学生都要学会大方回应。这个行为有助于建立起相互尊重及礼貌的互动方式。

如果潜在人选无法提供帮助或关照，学生需要进行以下步骤：

- 保持冷静。
- 做出适当回应，如"好吧，没事""还是很感谢"或"没关系"。
- 寻找其他适合提供帮助的人选。

如果潜在人选可以提供帮助或关照，学生需要进行以下步骤：

· 感谢对方。

· 接受帮助（如接过别人借出的 ipod、接过别人给的钱、告知仓鼠的详细信息）。

· 做好在日后关照对方或提供帮助的准备。

道歉

目标

- 增强维持社交互动及友谊的能力
- 提升对社交互惠的理解
- 增强社交意识
- 增强对感受及情绪的理解
- 增强表达真挚情感的能力

先备技能

- 对他人的基本意识*
- 原因与结果（尤其是与情绪相关的）*
- 进阶阶段需要换位思考及表达同理心的能力

过程

本课程主要是教授学生道歉的技能。具体的道歉方法会因学生的年龄及所处的文化环境而稍有不同。

第一阶段：在他人敦促下道歉——听从指令去道歉/妥协。 本阶段的教学目标是让学生在成人的促使下道歉。首先，学生在做错事情之后，从同伴的角度阻止情况 "进一步恶化"（并满足另一个孩子的需求）。学生需执行指令，向其他人道歉。对某些学生而言，这个行为仅要求他们理解这个指令的含义以及如何措辞道歉；对另一些学生而言，这也意味着学会服从自己不喜欢的指令。

在这个阶段，学生只需要在他做错事的情况下表现出可被接纳的社交技能，尝试减轻先前行为对他人造成的伤害。这种技能，基本上来说更像是具体的、有练习目的的指令，而非刻板的对他人做出回应。在此阶段，不需要期望学生能够理解需要道歉的原因或其行为的意义。

可以教授学生一些简单的措辞："很抱歉我……" 结尾处简要说明他做了什么（及为什么事情道歉）。请留意，学生可能会觉得某些情况下道歉更为简单。可能需要分阶段设计情境，让学生可以在较简单的情境中先练习（例如，学生对需要接受道歉的对象并没有抱有恶意），然后再进阶到有难度的情境中练习。

在课程中，学生必须先参与能产生正面后果的道歉情境，例如，道歉被接纳后，作为强化（奖励），学生能够继续先前的活动；或 "受害者" 接受道歉，并与学生一同分享奖励物品。这种关系能给已经发生的行为带来更积极的意义，因为对于许多学生来说，被告知需要向别人道歉通常伴随着因做错事而产生的负面结果，或被认为是紧密联系在一起。如有需要，服从道歉的指令可以配合既定的奖励。然而，要注意的是，对学生道歉行为的奖励不应过高，否则将会使得原先的错误行为变成目标行为！当孩子不再重复先前的错误行为时，可以给予更高的奖励或找出更适合的替代奖励。

对大多数孩子来说，此阶段不应花费太长的时间，因为这种回应本质上是刻板的，且依赖于成人的指示。为了避免孩子产生依赖性或"陷入"刻板的回应中，第二阶段的训练（及其他额外阶段）可以与第一阶段同时进行（或至少紧随第一阶段之后）。

第二阶段 A：识别需要道歉的情境。 可通过识别训练教会学生辨别需要道歉的情境和不需要道歉的情境。此阶段可考虑使用以下策略：

· 把各种情景写在情境卡上，然后读给学生听，让学生识别在这一情境中是否需要道歉。

· 用视频或故事呈现相似的情境。

· 让学生识别现实生活情境，当自己或其他人的感情受到伤害时，或学生因其他人的行为感觉到烦躁或被冒犯时，是否需要道歉。

起初设置的情境需能够让学生明显地识别出是否需要道歉。然而，在学生表现得较为熟练后，设置的情境中对道歉的需求要逐渐表现得不那么明显。参考以下例子：

● 明显需要道歉的情境：

· 别人故意攻击他人。

· 别人毁坏了他人的财产。

· 别人对他人讲了刻薄的话语。

· 别人故意抢夺他人正在玩的玩具。

● 不明显但仍需道歉的情境：

· 不小心伤害到其他人（撞到别人）。

· 无意的行为对别人造成了负面影响（在别人演讲时咳嗽，造成了干扰）。

· 在背后谈论不在场人士的坏话，最后被别人发现。

· 不小心说出了别人的秘密或消息。

· 不小心绊倒了别人设置的路障。

要和学生强调，在向别人道歉时，需先对自己的行为表示遗憾（即便是无法预料结果），并表明如果再给学生一次机会，他将不会再这样做。

第二阶段 B：识别表达"遗憾"的需要。（要注意此进阶阶段并不适合所有孩子。）

有时我们无需道歉，只需对自己无法控制的事情或出于好意采取的行为（并且日后可能还会再次发生）表示遗憾。在这种情况，我们并不是对自己所采取的行为或判断感到遗憾，而是对其他人所承受的结果感到遗憾。在一些情况下，具备良好社交技能的人会表达"遗憾"，甚至会说"抱歉"。

可表现出良好社交技能的表达遗憾（但无需道歉）的例子包括以下场景：

- 某人生病，无法赴约。
- 因与他人有约在先，某人无法参与朋友的生日派对。
- 某人因要离家，无法帮朋友的忙。

第三阶段：如何道歉。在识别出需要道歉后，学生需要学习独立道歉的步骤。根据学生的能力水平，学生可能需要掌握下文中的一个、几个或全部步骤。第三步需要学生理解换位思考，并能表达真实的同理心和关心，因此并不适合所有的学生。此外，学生还应学会用礼貌的语气道歉，最好能在表达歉意时与对方有眼神接触。

互动教学法可用于教授以下步骤。一如既往，应用这个教学方式前，需要考虑到使用适合学生年龄及文化规范的语言。

1. 陈述自己的错误，并表明自己感到非常抱歉。例如：

- 很抱歉我在你的图片上乱画了。
- 对不起，我碰倒了你的饮料。
- 对不起，我告诉杰西你要和他分手。

2. 做出解释（除非是刻意的或没有借口——这种情况可能需要使用识别训练），例如：

- 看到你画得比我好，我很愤怒。
- 我没有看见你在那里。
- 我以为你已经告诉他了。

3. 关心对方的感受。例如：

- 你肯定因为图片被毁十分气愤。
- 希望没有弄脏你的衬衫。
- 这肯定让你很为难。

4. 保证或做出补救（表达"遗憾"的情况无需此步骤）。例如：

- 我不会再犯这个错误了。
- 我会更注意自己的行为。
- 我以后不会再多管闲事了。

第四阶段：识别道歉需要的形式、方式和类型。在学生已识别出他需要道歉并且知道该如何道歉后，学生需要选择最佳的道歉方式和场合。根据学生犯的错误和其需要道歉的对象，教学生选择最佳的道歉时机、地点、方法（口头或书面）及类型。

第一步：决定口头道歉还是书面道歉。

在学生和需要接受道歉的对象较为熟悉的情况下，通常使用口头道歉。书面道歉多用于正式的场合（比如影响到集体的错误）或学生不太熟悉的人。此时依旧可以使用识别课程，教授学生判断最佳的道歉类型。

以下可用于判断更适合使用口头道歉还是书面道歉：

· 此人是亲密的朋友或是家人（口头）。

· 此人是在正式场合认识的人，例如发生冲突的商店经理或学校校长（书面）。

· 在有时间给此人写信之前，学生会先与其见面（口头）。

· 学生在冲突性场合里会感到不安（书面）。

第二步：判断道歉的时机。

在知道自己该如何道歉后，学生需要判断何时为正确的道歉时机。先前的主动发起社交邀请课程中已教授过该技能，但在需要道歉时，该技能更为重要。

进行该步骤时应考虑以下因素：

· 此时是否适合学生道歉

· 此时对方是否适合接受道歉

· 所犯错误的程度如何（较为严重的错误需要立即采取行动）

· 进行补救需要多长时间

· 学生与遭受伤害一方的关系

就第一个因素来说，学生应该尽可能地放松，在道歉时不再对相关事件感到沮丧。部分学生在尝试道歉之前可能需要"冷静下来"。另一部分学生则可能需要对自己的压力水平进行自我监控，确保自己能够礼貌地道歉，即使道歉未被接受也能控制住自己。

第二个因素侧重于对方的情况，学生需要在受伤害一方不忙碌，并且不过于沮丧或烦躁时接近对方。在教授这个技能时，需要让学生针对对方的心情和情绪状况来辨别当下是否为适当的道歉时机。例如，老师展示相关的图片或场景，其中涉及某人此刻适合道歉或不适合道歉的情境；然后向学生提问，让其判断此刻他是否会道歉。不适宜的时机可能包括以下场景：

· 此人明显表现出烦躁（哭泣、喊叫、咒骂）。

· 此人明显很忙。

· 此人正与其他人在一起，但并不想让别人知道这件事（尤其是可能导致尴尬时）。

· 此人此时不宜被打断（如正在工作）。

第五阶段：根据道歉是否被接纳做出回应。我们需要教授学生识别对方的哪些回应表示接受道歉和不接受道歉。可用识别训练进行教学。须强调的是，学生应该注意面部表情、语调及对方实际说出口的内容来帮助自己判断道歉是否被接受。角色扮演十分适合用于教授此技能。

当学生学会判断自己的道歉是否被接受后，他需要做出适当的回应，尤其是在对方未接受自己的道歉时。可通过互动教学法教授学生以下步骤：

- 保持冷静。
- 表现出理解（例如："好吧，没关系""谢谢你花时间听我讲"）。
- 离开当前场景。

在这些情况下，需要类似压力管理和承受挫折等课程教学来让孩子学会保持冷静。

如果对方接受道歉，要教会学生进一步采取步骤：

- 感谢对方。
- 尽自己最大的努力补救（例如，不再犯同样的错误）。
- 礼尚往来，日后在对方出错时接受对方的道歉。

争论、讨论、说服及妥协

目标

· 更好地理解争论与讨论之间的差别

· 判断何时该继续及何时该终止争论或讨论

· 学会与别人交谈，而不是自顾自地说

· 提升同伴的舒适度

· 发展改变别人观点的技能

先备技能

· 围绕话题交谈的技能*

· 解读他人对某一行为的语言及非语言回应

· 回应他人的语言及非语言回应

· 换位思考

过程

互动教学法可用于以下阶段的教学。互动教学法的形式包括角色扮演及逐渐过渡至自然的情境中（泛化训练）。采用回合式教学法中的识别训练对本节所涉技能的掌握尤为重要。本节内容涵盖的技能大多适用于 7 岁以上的孩子和成人。

第一阶段：在多个领域进行识别训练。 首先，学生学习区分争论与讨论之间的差别。然后分辨哪些情况更适合争论（例如，学生为自己辩护）或讨论（例如，某人的资料有误，其中涉及权威观点）。随后的课程侧重于区分对于哪些问题及情境有必要继续讨论或争论，以及在哪些情况下尽快结束话题才是最合理的方式。最后，让学生识别其他人是否被说服。

第二阶段：有建设性的讨论。 教授并练习以下这些建设性讨论的要素：

· 冷静的方式及语调。

· 聆听及回忆别人的话语。

· 对另一方的观点持开放的态度。

· 不打断别人。

· 简要并礼貌地回应或反驳别人的观点。

· 简要并明确地陈述自己的观点。

· 避免重复及"绕圈式"的争论。

- 找到意见一致的部分。
- 接受意见不一致的部分。

第三阶段：有建设性的争论。教授并练习以下这些要素：

- 提高说话语调（不吼叫和激动）。
- 用声音及手势来强调。
- 聆听别人的话语。
- 试着理解另一方的观点。
- 反驳别人的观点，但不诋毁。
- 简要明确地陈述自己的观点。
- 适当表达自己的情感。
- 保持冷静。
- 避免离题。
- 避免打断。
- 避免人身攻击。
- 在不被允许说话或被攻击时，为自己辩护。
- 当产生敌意时，结束争论。
- 没有进展时，结束争论。
- 达成和解或共识时，结束争论。

第四阶段：巧妙说服别人。教授并练习巧妙说服别人的要素：

- 针对存在分歧的话题、活动、事物或问题，评估别人的需求、感受及想法。
- 聆听别人对有关话题的想法、感受及立场，并表示理解。
- 明确提出对他人而言有意义的理由。
- 提出对他人而言有意义且强有力的例子。
- 诚实并有理有据地回答问题。
- 使用恰当的说话速度和语气。
- 构建可接受及达成共识的区域。
- 给予反馈的空间及时间。
- 避免重复、施压及欺凌。
- 无进展时结束。
- 取得进展时结束。
- 对方被说服时结束。

第五阶段：泛化。先通过角色扮演系统地教授学生应用该技能，然后将该技能应用于精心安排的情境之中，最终过渡至自然发生的情境之中。

维持对话

目标

· 建立对小组谈话各种要素的认识
· 培养对集体社交进程各方面的认识和意识
· 提升社交对话的能力
· 增加同伴的接受度
· 增强带领及跟随集体的能力

先备技能

· 话题*
· 评论*
· 提问*

过程

互动教学法可用于各个阶段。互动教学法的形式包括识别训练、角色扮演、过渡至自然发生的情境中。本课程涵盖的课程适用于8~13岁的儿童。

第一阶段：识别训练——第一部分。 在观察对话的样本（拍摄视频可能是最易于使用的材料）时，学生学习识别并区分活跃/无间断的对话以及对话中的停顿。学生应在对话较为活跃及发生停顿时示意（例如：大声说出、举手、向上/向下竖起大拇指）。

第二阶段：识别训练——第二部分。 在观察对话情境的视频样本时，学生学习识别及区分对话进程的加速、放缓及话题的打断。学生应指出以上情况，表明对对话进程的理解。

第三阶段：识别训练——第三部分：真人示范。 向学生示范对话情境，然后让学生识别积极的对话进程、加速及放缓的对话进程、话题的停顿及终止。

第四阶段：对话进程。 在这个阶段，教授学生识别并使用方法维持对话进程。

● 反应性及相关性的评论：
  ·"不可能！"
  ·"你没开玩笑吧！"
  ·"接着说。"
● 用于详述的提问：

·"接下来发生了什么？"

- 用于说明的提问：

    ·"她是谁？"

- 表扬及赞美：

    ·"兄弟，那也太酷了！"

- 将话题与本人相联系：

    ·"我也看见了！"

- 开启新的但是相关的讨论：

    ·"就像是我弟弟……"

第五阶段：何时使用方法。在这个阶段，学生需要学会在对话进程较快的时候减少使用上述方法的频率，在进程放慢的时候适当增加使用的频率。

第六阶段：转换。在这个阶段，学生需要学会转换至新话题，并在对话中止的时候重启对话进程。

- 对谈话进程做出评价：

    ·"似乎有关内容都说完了。"

- 提出一个开放式的讨论：

    ·"你昨晚看了这场比赛吗？"

- 做出一个开放式、反应性的评论：

    ·"听说《波拉特》这个电影非常的恶心。"

- 回到先前的对话：

    ·"之前聊到你爸爸的车的时候，我忘记问你……"

还应教会学生识别其他人试图重续对话进程的情境及小组不希望再继续对话的情境（例如：有人接续先前的话题，但没人搭话），并适时停止试图重续之前的对话。

第七阶段：通过角色扮演教授学生系统地应用该技能，然后过渡至真人练习，并最终应用至自然发生的情境之中。

社交互动

社交回应

目标

- 训练学生注意他人发起的互动，并给予回应
- 增强环境及社交意识
- 促进社交互动
- 增加同伴对学生的接受度

过程

本课程的目标是让学生在自然发生的情境中对其他人主动发起的语言或非语言的互动（例如：陈述、提问、指令、手势）做出回应。最终，在学生预料之外的时机对其发出社交邀请。

鉴于该技能的性质，训练目标应是"第一时间回应"。因此，在首次尝试（无论正确与否）之后，立刻重复无益于该技能的学习。也就是说，第二次尝试永远都不会是"第一时间回应"。有策略地安排每次练习的间隔非常重要，这样可以让学生有足够的机会学习该技能，并在两次练习间隔中相隔足够的时间，建立适当的刺激条件（即再次"第一次"）以做出回应。该练习还有助于避免不必要的辅助（重复练习）。

在进行练习时，建议使用内部刺激辅助替代外部辅助。例如，学生未能回应别人的招呼，那么随后再次进行"第一次"练习时，让对方加强问候（例如：更大声、眼神接触后拉近距离），而不是要求学生对原先的招呼进行第二次回应（上文所述的练习"第二次尝试"的问题）。这种内部刺激或通过强调进行的辅助应逐渐在随后"第一次"的练习中撤除。提示型的辅助（即发起社交互动前给予提醒）优于外部辅助，但却不如内部刺激辅助策略有效。

起初，学生要在最有可能做出回应的阶段练习该技能，可以是语言回应，也可以是非语言回应（例如：手势、点头、面向说话者、眼神接触、评论、回答问题、按要求行动），只要适当即可。训练学生以自然且符合年龄的方式做出回应，需要设计多种场景，给学生充足的机会练习，从而学会泛化技能。

第一阶段：在结构化的情境中，训练学生在进行独立、中立的活动时能对别人发起的社交互动做出朝向回应。 朝向回应包括扫视、望向对方及身体转向对方，这样能够塑造孩子的反应，使其自然地维持一段时间。这一技能是社交回应的关键组成部分，练习中应尽快对其进行扩展。适当的朝向反应例子如下：

- 学生看向说话的人。
- 学生转头看向刚刚轻拍他背部的人。
- 学生转向刚刚叫他名字的人。

第二阶段：在结构化的情境中，训练学生在进行独立、中立的活动时，能对别人发起的社交意图做出语言或非语言的回应。 学生在此阶段还需要融入第一阶段的朝向回应。适当的回应例子如下：

- 某人走进房间，向学生打招呼说"嗨"，学生看向此人，并对其挥手。
- 妈妈问"你想要饼干吗？"，学生看向妈妈，说"想"。

第三至第九阶段，学生要逐渐在更加自然和更多干扰的情况下，连续做出适当的回应。这些教学阶段可以同时进行，老师要选用最具功能性、最有意义及最有可能实现的变动。如果学生已经能够应对这些变化，则略过这方面的训练。关键的是，须定期客观地评估这些技能，以确保学生能在广泛的自然情境中运用有关技能。

第三阶段：学习回应间接的社交邀请。 在发起邀请时，直接呼喊学生的名字能够有效吸引学生的注意。然而，在过渡至更加自然的情境中时，要尽可能快地撤除辅助。

发起社交邀请的类型
· 呼叫学生的名字
· 直接向学生提问
· 发表一般性的评论

第四阶段：训练学生在参与自己越来越喜欢的活动时做出回应（例如：学生不太会受到干扰或打断的活动）。

活动的喜好程度
· 一般性活动
· 喜欢的活动
· 特别喜欢的活动

第五阶段：训练学生在进行结构化程度较低的活动时做出回应。

结构化程度
• 结构化活动
• 结构化游戏
• 自由游戏

第六阶段：训练学生加入更多人参与的活动时做出回应。

集体活动的规模
• 一对一
• 小团体
• 大团体

第七阶段：学生学习回应熟悉程度及权威程度不同的人。

人物
• 治疗师/家长
• 熟悉的同伴
• 不熟悉但认识的同伴

第八阶段：学生学习回应远距离的社交邀请。

距离
• 学生旁边
• 一定的范围内
• 一定的范围之外

第九阶段：学生学习在更加自然的情境中回应他人。

场所
• 诊所/家
• 学校
• 社区

主动发起社交接触及互动

目标

- 训练学生独立地与同伴及其他人互动
- 增强对环境及社交的意识
- 促进积极参与社交互动及社交游戏
- 增加对同伴的回应及同伴的接受程度

先备技能

- 社交容忍力
- 基本的环境意识及社交意识*
- 对其他人发起的社交邀请做出基本回应的能力
- 基本的表达能力*
- 社交动力
- 共同注意

过程

本课程的最终目标是让学生独立地发起社交接触及互动。教学的重点是在自然的环境中，逐渐增加学生行为的独立性。在这种情况下，由老师主导发起的社交（例如："去问问鲍比是否需要帮助"）能够教会学生执行指令，但也限制了他们主动发起社交的能力（如果具备的话）。外部辅助策略（例如：指令、指出、提醒、引导性提问）能够让学生做出目标行为，但是会影响学生发展独立及自发的社交能力。

在教授此关键技能的过程中，能够对学生产生最低限度的干扰并且易于撤除的辅助策略是"内部刺激"辅助。这种辅助倾向于通过夸张或强调的方式，突出促使主动发起社交行为的事先因素。使用这种辅助的情境示例如下：训练学生靠近特定同伴时，首先让同伴近距离站在学生身边，并夸张地玩着某个有趣的游戏，增加学生主动发起社交行为的可能性。经过一段时间的练习后，撤除环境中明显的特征，呈现更加自然的环境提示，让学生主动发起社交。

本课程需要使用适宜及周密的辅助策略及教学方法，与奖励制度（视学生情况而定）相结合，让学生更独立地发起社交互动。此外，可以使用激励法（与《孤独症儿童行为管理策略及行为治疗课程》一书中的"诱发沟通"课程相似），即"社交互动诱因"作为教学方法。但这和一般的社交课程互相冲突，这是为什么呢？

虽然主动发起社交的课程通常以教授打招呼开始，但对此课程我们并不建议使用这个方法。学习打招呼很难产生任何有意义的内部强化或自然强化，这和通过"评论"课程开始教授独立沟通技能相似。因此，在训练学生主动发起社交时，应先从诱发社交动机的课程开始。这种方式不仅能发展学生特定的社交动机，还能发掘他们的社交意图，使其认识到社交的力量（这与通过"诱发沟通"了解语言的力量、发展沟通意图相似）。

对于所有的教学阶段而言，辅助的各个方面，例如同伴的距离、设定的情境、活动、同伴的数量，都需要系统地撤除，使教学环境更接近自然发生的情境。

第一阶段：发起社交的诱因。人为创设情境诱发学生发起社交。根据适合学生的强化物及其已掌握的技能，教学场景中可包括以下技能：

· 以语言或非语言的形式，向同伴索取某样物品，要求参与某项活动或做出某种行为（例如，喜爱的物品或某项任务或活动所需的物品）。

· 请求同伴的帮助（例如：完成作业、拿到喜爱的物品或参与活动）。

· 询问（所需的）信息（为了完成作业、拿到喜爱的物品或参与活动）。

· 通过语言或手势寻求同伴关注、回应或许可（例如：叫同伴的名字、说"看"）。

在学生进行练习的过程中，要确保逐渐淡化人为的诱因，使教学情境更接近自然发生的状况。

第二阶段：教授并练习发起游戏/活动。与其教学生问"我能玩吗?"（典型发育的儿童几乎不会这么说，这么说太过于正式，像是成人的说话方式，结果通常是被拒绝），不如教他们更加自然地发起社交/游戏的方法，同时结合强化制度（视学生具体情况而定）。这两种方式相结合能够增加学生使用技能的动机。然而，与其他阻碍独立性功能发展的方法一样，人为强化应该尽快撤除。相关的任务分析例子如下：

● 学生走向同伴正在玩耍的地方。

● 同伴正在玩耍，学生站在附近约 1~1.5 米的位置（不会因太近而显得很奇怪，也不会因太远而看不清楚状况），观看游戏 15~20 秒左右（根据游戏情况而定）。

● 学生判断当前的距离是否对同伴造成不适：

· 如果同伴表现出不适，学生应该离开。

· 如果同伴觉得并无大碍，学生则做出适当的评论（有关游戏情境的内容，例如"我也有这个"），或问一个有关的问题（"这是新的吗?"）。

● 学生评估同伴对自己说话的反应：

· 如果同伴忽视学生，或做出厌烦或者不友好的反应，学生就离开。

· 如果同伴积极地予以响应，或是邀请学生加入，学生则加入游戏。

- 如果同伴友善地做出回应，学生随后可以要求加入（例如："我能试试那个吗？"或"我能看看吗？"）、表示想要加入（例如："我知道那个该怎么做"或"我家里也有这个东西！"），或是逐渐靠近并加入游戏。
- 如果同伴反对、拒绝学生的加入，学生应该告别（例如："好吧""那下次再见"），然后离开。
- 如果同伴和学生互动，给予肯定的回答，说"当然""没问题"，学生应该加入游戏。

- 其他发起游戏邀请的场景如下：
  - 邀请同伴加入正在进行的活动／游戏。
  - 选择搭档。
  - 为团队选择成员（选择组员）。
  - 邀请同伴进行游戏或约会。
  - 选择较吸引同伴的活动。

第三阶段：社交问候。虽然问候及自我介绍经常被视为重要的基本社交技能，但是许多情况下，典型发育的儿童在和同伴交往时很少用到。当然也有例外，有些场合需要更正式的问候，例如和长时间未见的朋友或亲近同伴拥抱。因此，当发起社交的行为能持续产生有意义的社交强化时，就可以开始练习问候的技能了。

值得重申的一点：应保持最低限度的外部、语言或成年人辅助（例如："说'你好'""你该说什么？"等提示）。这些辅助难以撤除，亦不利于学生独立性及自发性的发展。内部刺激辅助（例如：让同伴以引人注目的方式走进房间，并且脸上带有殷切和期待的表情）逐步淡化为更加常见的诱因，这是教授学生独立性和"第一时间"打招呼的最佳方法。强化策略与提供辅助和撤除辅助一并使用。训练的目标是确保学生能进行自然、放松且与其年龄相称，符合当前文化及惯例的问候（包括不假思索及短暂表现出的面部表情、目光、语言、声调、情感，都需要符合年龄和文化水平）。

第四阶段：其他发起沟通的方法。有时即兴的评价、评论及说明也能够开启一段对话或是互动。建议大家有策略地将互动教学法与内部刺激辅助相结合（如"问候"的教学），必要时使用区别化强化方法。同时也有必要像"问候"的教学一样，构造自然的情境。

第五阶段：发起互动的高阶技能。在熟练掌握了前几个阶段中发起社交互动的技能之后，应教学生从别人的角度或是利益上来发起社交。首先，可从识别训练开始，教学生判断在别人向自己提出请求之前，哪些情境下需要他主动发起社交。互动教学法、强化物、自然的情境及结果可用于教授下列技能：

- 提供帮助
- 给予关心和安慰
- 和看似孤独或无聊的人互动
- 恭喜他人（参考"给予赞美"课程)
- 拥护朋友

游戏：交互进行及顺应流程

目标

· 增强倾听同伴想法的能力
· 提升自发提出玩法的能力
· 提升与他人互动的质量
· 增强对游戏中交互性的理解
· 提高在游戏中的灵活性

先备技能

· 理解指令*
· 非言语模仿*
· 给予指令

过程

本课程首先训练学生在游戏过程中接受其他孩子提出的建议，随后教他们向其他孩子提供建议，借此促进交互性并顺应游戏的流程。起初，应采用结构化的方式系统地应用教材，教授学生接受和提供建议的基本技能。在学生逐渐熟练掌握之后，减少结构化的情境，使教学环境更加自然。

第一阶段："好的！"——接受提议。 选择一项学生喜欢的活动。一些学生可以先使用实物或玩具，然后再过渡至假想游戏之中。另一些学生可以直接以低结构化的假想游戏开始。

老师针对如何进行活动提供建议，孩子口头回应表示同意，然后跟随老师的建议参与活动。起初，提议简单且能够快速完成的活动。在学生同意并参与第一个活动之后，老师再做出另一个提议，提议的重点依然是与原来的活动有关。老师应该在短时间内提出多个建议，以便学生建立动力，然后让学生在短时间内重复练习技能。参考以下例子：

● 学生和老师各有一个超人公仔。

老师："我们飞去火星吧！"

学生："好的！"（老师假装让他的超人公仔飞向浴室，学生照做/模仿）

老师："让我们在瀑布下淋水！"

学生："好的！"（老师打开水龙头，老师和学生把公仔放在水流下）

老师："外星人入侵！确认目标！变身！"

学生："变身！"（老师向公仔身上喷射肥皂水，学生模仿）

老师："让我们逃离外星，飞到安全的地方！"

学生："好的！"（老师将公仔飞出浴室，学生照做）

- 老师和学生各拿一张纸。

老师："我们画一个圆圈吧。"

学生："好的！"（老师和学生各在纸上画一个圆圈）

老师："让我们在圆圈中画上方形的眼睛。"

学生："好的！"（老师和学生各自在圆圈中画上方形的眼睛）

老师："在圆圈外画八条胳膊吧。"

学生："好的！"（老师和学生各自在圆圈外画八条胳膊）

老师："我们给机器人涂上灰色和黑色吧。"

学生："好的！"

- 学生和老师坐在游戏室的椅子上。

老师："我们去爬山吧！"

学生："没问题！"（老师假装爬山，学生模仿）

老师："去山顶野餐吧。"

学生："太棒了！"（老师假装拿出野餐篮子，学生模仿）

老师："让我们先喝完所有牛奶吧！"

学生："好的！"（老师假装喝牛奶，学生模仿）

老师："让我们打一个超大声的饱嗝吧！"

学生："好的！"（老师大声发出打嗝的声音，学生模仿）

当学生在较少辅助的情况下，能够熟练地展示技能、做出口头回应并模仿动作时，活动过程会变得更自然：

·变换学生接受提议时所用的语言形式（例如："好的！""没问题！""太棒了！""好主意！"）。

·假想游戏时加入声音效果，鼓励学生模仿。

·延长学生做出提议的行为所花的时间，这样能够长时间进行游戏。

·增加提议的复杂程度。

·增加提议的明确程度。

·当学生有一定语言能力可以理解建议时，提供区别化的强化让学生主动跟着建议照做，而无需等待模仿老师。

第二阶段:"好的!让我们……"——提议。学生学习在游戏中提出建议,以此来促进游戏进程。学生要能分辨是以参与者的角度提出建议,还是以掌控整个游戏的方式。除了教学生提出建议外,还应进一步发展游戏中的交互性。

通过第一阶段的学习,学生已经意识到游戏进程中会出现一系列建议。而在第二阶段,学生需要学习主动提出建议,并和老师一起承担责任。

如第一阶段一样,老师通过提出建议开始课程,学生接受建议并参与其中。然而,此阶段老师随后不再提出一系列建议,而是等待。等待的期间就是引导/诱发学生提出建议的时间。如果学生提出了建议,就继续游戏,并让学生不断地提出建议。如果在老师等待的时间里,学生未能提出建议,则可使用延迟辅助(用姿势表示:耸肩、脸上露出期待的神情;语言提示:"给我个新点子""然后呢?")。

一旦学生给出建议(无论是接受了辅助还是独立进行),老师就兴奋地回应("好的,就这样!"),然后继续游戏。参考以下例子:

老师:"让我们假扮海盗,然后上船。"

学生:"好的!"(学生和老师爬上沙发,站在上面)

老师:"啊!甲板上进水了,我们的船要沉了!"

学生:"没错!"(老师和学生低头看着脚下)

老师等待,看着学生。如果学生没有提出建议,老师耸动肩膀。

学生:"让我们跳出船外吧!"(经过辅助)

老师:"好主意!"(老师和学生跳下沙发)

老师:"看,陆地在那边!"(老师指着一块地毯)

学生:"没错!"(学生也指着)

老师:"上岸!"

老师等待,看着学生。(减少辅助)

学生:"我们游上岸吧!"

老师:"好的!"(学生和老师假装游向陆地)

如果学生在想建议的时候需要帮助,可以考虑以下辅助方法:

· 在索引卡上写上有关建议,让学生选择。

· 在开始游戏前进行讨论,这样学生可以有所参照(事先提示)。

· 阅读有关游戏主题的书籍,或是观看相关电影,并针对主题讨论建议。这有助于学生在游戏时回忆这些建议。

· 提供一些与主题相关的道具,这有助于学生从中想出一些建议。例如,如果你们正在玩玩具汽车,可以在周围放置一些工具,这样可以帮助学生针对汽车故障提出一些建议。

　　·如果学生仍然无法主动引导游戏或是持续给予建议，必要时可采用更具干预性的辅助：利用一个过渡物品在学生和游戏搭档之间传递，该物品可视作让学生掌控游戏的讯号。例如，如果你们在玩海盗游戏，船长的帽子就象征着负责提出建议的人。

　　第三阶段：泛化至与同伴游戏的情境之中。泛化技能的训练可以先从与一个同伴或几个同伴的游戏开始。这一步骤可能会导致学生在应用所学技能时略感困难。在这种情况下，泛化训练应从更具结构性的情境中开始。例如，小组参与一个交互性游戏。在第一轮游戏中，小组中的一名同伴针对游戏以及如何持续进行游戏提供了所有的建议。在第二轮游戏中则轮到学生来做同样的事情。经过多次练习之后，在第一轮游戏中就可以先从学生开始提建议。最后变为每个人轮流引导游戏。在游戏进行的过程中，倘若学生在提出建议、遵从建议时表现出较强的能力，尤其他在接受建议和提出建议这两个角色中转换自如时，就可撤除这种结构化的情境。

　　第四阶段：互相讲故事——灵活性、创造性及参与性。从老师大声讲故事开始发展这一技能。老师作为故事的叙述者，大声讲述故事情节。学生听老师讲故事，并时刻准备在被要求时表演故事情节。老师讲述故事所用语言的难度和要求学生的参与度根据学生对语言的理解及表达能力来设定。

　　此外，为了鼓励学生积极参与，一开始可以选学生感兴趣的主题来讲。多次练习之后，故事的主题应尽可能多样化，符合学生的年龄水平以及其他同伴的游戏文化。学生的动作也应多样化，从基于现实、采用实际的道具来表演，到基于想象或幻想、以假想的道具模仿动作。为了让学生快速建立对参与讲故事活动的必要理解，一开始的故事内容要基于现实，让学生使用真实的道具进行演绎。请看以下例子：

- 老师："很久以前，有一个名叫（学生的名字）的小男孩。"
- 老师提示学生站起来。
  - ·尽可能不使用明显的提示，可以是稍做停顿、脸上露出期待的神情、点头或做出起身的动作。尽量不直接用语言提示。
- "他是一名屠龙冠军，拥有一把十分锋利的宝剑。"
  - ·提前在学生身旁放置一把"宝剑"；学生将其拾起，并对其加以欣赏。必要时可使用辅助进行提示，例如指向该"宝剑"、或用头示意"宝剑"的方位，等等。同样地，避免使用语言提示来得到学生的回应。
- "宝剑虽然很轻，但却无比强大！"
  - ·学生像真正的剑客一样手持"宝剑"，装模作样地挥舞起来。
- 老师："一天，这个屠龙人跑进了森林……"

- · 学生开始在房间里四处奔跑，假装自己在森林里。同样，在需要时选用有效的辅助策略。
- · "……他看见一条龙！"
  - · 一条玩具龙已经被放置在地上的某个位置。
- · 老师："(学生的名字) 说：'受死吧，龙！'"
  - · 这实际上是学生应该遵从的指令 (语言模仿)。
  - · 学生："受死吧，龙！"

在学生能够理解他需要做的事情，并且能够顺畅地跟上故事情节后，老师可以进一步扩展游戏：

- · 从基于现实改编的场景过渡至更加充满想象力的场景。
  - · 使用某些物品代表其他物品。
  - · 将学生的名字变为其他主角的名字。
  - · 让学生不使用真实的道具，假装做动作。
- · 让学生自己准备要说的台词。
  - · 老师："然后 (学生的名字) 说……"学生接着说下去。
- · 让学生自己思考要做的动作。
  - · 老师："然后 (学生的名字) ……"学生做出跟故事情节相匹配的动作，使故事情节完整。
- · 如果学生具备较高的语言表达能力，老师和学生可以互换角色，这样不仅可以锻炼学生对如何展开故事情节的思考能力，还能让他在观察老师的同时，根据老师的举动，变换故事情节。

第五阶段：互相讲故事——聆听故事，并作为小组成员参与互动。小组成员一起参与活动，每个人在活动中扮演不同的角色。采用更自然的情境有助于增加学生聆听别人话语及关注同伴的能力。当学生逐渐变得熟练之后，老师可以减少对故事情节的叙述，让学生和同伴能够更自发和独立地互动，维持游戏的进行。

"想和谁玩?" (选择社交互动的对象)

目标

- 培养社交判断的能力
- 发展真实的同伴关系
- 增加成功进行社交互动的可能性
- 培养做决定及解决问题的技能
- 增加从同伴和自然的情境中学习的机会
- 提升自我意识
- 培养批判性思维

先备技能

- 理解及使用"分等级法"
- 分类*
- 接受性语言*
- 表达性语言*

过程

根据学生的技能水平及能力,将描述同伴、社交特点(用于划分等级)及具体活动的内容制成文字卡片或是图片。也可以在黑板上列出等级排名及针对各个活动特点的清单。在课程的最初阶段使用这些材料可以为学生提供视觉提示,使学生更易于掌握学习内容。

鉴于每项活动的各种相关特点都十分关键,在之后的阶段,我们将会采用自我监控策略。该策略能帮助学生更加独立、持续地使用该技能。

第一阶段:学会辨别适合及不适合特定活动的人物特质。学生需要学会辨别各个人物的性格特质及特征,并判断其是否适合特定的活动。这种识别技能有利于学生辨别更适合一起参与活动或是游戏的同伴。学生需要进一步说明,所选对象的某些特质为何有利于自己与其一起顺利进行相关活动。随后学生应根据所要进行的活动,将人物特质的重要性由高至低排序。这个"特质"清单应该根据学生自身的性格优点及缺点和各个活动的具体情况制订。因此,每个学生所制订的清单中的特质会有所不同,亦会因活动不同而改变(各个活动也可能会出现"特质"重叠的情况)。

例1："谁最适合当你的同桌?"

优良特征	不良特征
认真听课	大喊大叫
遵守课堂规则	爱说话
参与讨论	爱戏弄人
不扰乱他人	坐立不安

例2："谁最适合在课间一同玩耍?"

优良特征	不良特征
拥有相同兴趣的人	惹麻烦的人
同一年级的人	爱撒谎的人
善于合作的人	控制欲强的人
喜欢玩游戏的人	不能集中注意力的人
一起玩过的人	年龄太小的人

例3："你会选谁和你一组?"

优良特征	不良特征
善于竞争	懒惰
身强体壮	笨拙
擅长这项运动	对这项运动不感兴趣
有团队意识	喜欢单独行动

例4："你会选谁做学习搭档?"

优良特征	不良特征
熟练掌握课程内容的人	学习态度不好的人
善于讲解的人	不能按时出席的人
对这个课程感兴趣的人	不同班的人

第二阶段：学生列出可能会选择的同伴清单。该清单应包括最有可能选择的同伴。针对每项活动，学生需识别哪些同伴具备适合的特质，哪些同伴不具备这些特质。在可能的情况下，学生应针对具体的活动，考虑每个同伴所具备的相关特质，并将他们排序。

例如："谁最适合当你的同桌?"

合适的同伴	不合适的同伴

（学生根据具体的活动及同伴的性格特征，列出最有可能与自己一起顺利进行相关活动的同伴名单。）

第三阶段：根据自己的选择开始制订计划并参与活动。 学生对将要参与的具体活动制订计划，并邀请之前选择的合适的同伴加入。

第四阶段：回顾活动计划。 学生和老师一起对活动计划进行回顾，判断是否需要对同伴的人选或用于筛选的同伴特质加以调整。

第五阶段：转变机制。 逐渐增加学生制订计划和参与活动的数量。此时，学生需要根据活动本身，在适当的候选名单中选择不同的同伴。这样可以减少学生重复选择同一同伴的可能性，还可以增加学生与不同同伴顺利互动的机会。

第六阶段：进一步泛化。 教学生使用同样的过程和机制来做出判断，选择活动。

例如："我可以玩什么呢?"

好的选择	不好的选择
许多孩子在玩的游戏[+]	很少人玩的游戏[+]
自己的朋友在玩的游戏	自己的朋友不玩的游戏
男孩子玩的游戏[+]	女孩子玩的游戏[+]
自己擅长的游戏	自己不太了解的游戏

[+]：要考虑年龄、性别及年级文化因素

有体育精神

目标

· 促进学生在有组织的游戏/比赛中取得整体性的成功

· 增加互惠性互动

· 增加对他人的需求和兴趣的关注

先备技能

· 交谈（中级）*

· 原因与结果（初级）*

过程

根据学生的技能及能力水平，可使用回合式教学法或互动教学法进行有关技能各要素的教学。

第一阶段：在非竞争的情况下，祝贺对方。 教学生在与对方并非是对手或是竞争关系的情境下，向对方表示祝贺。这种情形最有可能发生于学生作为观众观看同伴玩游戏或比赛时。请参考"给予赞美"课程。

第二阶段：欢呼。 让学生明白何时适宜欢呼（例如：同伴得分时、跑向一垒时、即将触地得分时，或在棋牌游戏中掷出特别好的骰子时）。学生应该知道适宜欢呼的基本要素。以下部分可用做指引，但需针对学生的具体情况做调整。必要时，可先进行识别训练及具体的技能教学（例如：做出积极的表述或适当手势的训练）。

- 学生学习在游戏/活动和为其欢呼的对象之间来回转换注意力。
  - 学生学习在游戏/活动上和为其欢呼的对象身上分别持续集中注意力一段时间（表现形式为身体朝向、目光朝向、倾听状态，时长约 5 秒，然后转换，以此往复）。
- 学生展露出积极或是中性的表情。
  - 学生展露出除皱眉以外的任何表情。
- 学生说话的语气应该是"积极的"（充满热情、表示支持，但是不要太夸张）。
- 学生在向同伴表示祝贺或欢呼时，应说出同伴的名字。
- 学生在适当的时机，用一系列积极的话语为正在进行游戏的同伴加油（例如："冲啊！""干得好！"）
- 喝彩时通常还伴有手势，例如举起双臂、拍手及挥舞拳头。

●学生应避免任何消极的用语，或避免用一些可笑或是毫无意义的词语。

●当适宜欢呼的时机已经过去，学生就应安静下来。

第三阶段：输掉比赛，但不失风度。必要时，以识别训练为开端，教授学生区分输掉比赛后如何表现才适当（有风度的）或不适当（输不起或发脾气）。之后教授学生若输掉比赛，有哪些要素可保持风度。可使用以下任务分析：

学生输掉比赛之后：

1. 面向对手。

·学生全程面向对手（身体或面部朝向对手）。

2. 进行眼神接触。

·学生主动与对手进行有意义的眼神接触（约3秒）。

3. 学生展露出中性或是积极的表情。

·除了皱眉或生气之外的任何表情都可以。

4. 学生使用中性或是积极的语气。

·可使用平时的语气。

5. 学生保持放松的姿态。

·完全自然放松地站着或坐直。

6. 学生进行一般的祝贺（例如："干得漂亮！""精彩的比赛"）。

7. 学生针对比赛进行具体的称赞（例如："我很欣赏你那个动作!"）。

8. 适当的情况下，学生可以邀请对方下次再一起比赛。

·如果对方同意，那么可能会再比赛一次，或者双方口头达成一致，并计划日后的比赛。

·如果对方不同意，那么学生应表示理解，然后离开。

9. 学生不应抱怨或是哭泣。

10. 学生应避免任何消极用语，或避免用一些可笑或是毫无意义的词语。

11. 学生不应以任何方式表现出攻击性。

12. 学生应避免说谎话、责备他人、争论或找借口。

第四阶段：团队精神。如先前的阶段，使用识别训练及技能教学集中教授学生如何成为优秀的团队成员。团队精神的要素包括但不限于以下部分：

·不做"球的贪心鬼"（如，大方地传球、在适当的时机传球、传球给其他队友使其有机会充分参与游戏/比赛)。

·学会分享装备（如，没有足够的棒球手套供全队队员使用时，与其他人共用)。

·知道自己在团队中的位置，尊重他人的位置和能力。

- 让别人代替自己上场（如其他队员替补、平衡上场时间）。
- 耐心对待失误的队友。
- 知道要为队友欢呼。
- 懂得如何帮助队友提高他的技能。

第五阶段：培养体育精神。如同早前阶段，通过识别训练及技能教学，重点教授学生树立全面的体育精神，成为受人喜欢的竞争对手。训练内容可包括以下方面：

- 在比赛后站成一排与竞争团队握手或击掌。
- 与裁判握手（如有裁判）。
- 避免嘲讽。
- 避免讨论对手的缺点、失误或失败。
- 对方队员受伤时，中断比赛并提供帮助。

应对戏弄及欺凌

目标

· 与同伴产生不愉快的互动时，能够更好地认识状况
· 以有效且适合自身年龄的方式，更好地考虑和应对各种情景
· 能够辨别不同程度的戏弄，并知道如何应对
· 在社交场合中建立自信，感到自在
· 发展识别他人意图的能力
· 发展自我维护的能力

先备技能

· 原因与结果 *
· 辨别语调
· 基本的推理能力
· 能够理解不合理及矛盾之处
· 准确解读非言语社交提示

过程

根据学生的能力水平，可使用回合式教学法或互动教学法进行有关技能各要素的教学。该技能属于关键的社交技能，适合采用识别训练。教学中可包括真人示范、观看视频、阅读故事、观察自然发生的事情及讨论最近和先前发生的事件等情境。尽可能以自然及真实的方式呈现上述情境，有助于更好地促进技能的泛化。非常重要的一点是，这个课程不仅可以一对一进行，也可以通过小组或是大组进行。在小组或课堂中系统地教授该技能令学生有机会与同伴一起练习。此外，这种方法为学生建立集体意识和学习有关文化创造了更大的可能性。对部分学生来说，使用互动教学法比较合适。

第一阶段：提升社交意识。学生需要学习区分友善的评论和互动与带有戏弄和欺凌成分的举动，并逐渐熟练地认识互动对象的意图。示例如下：

友善的行为	欺凌/戏弄
友善的评论	负面的评论或是用消极的语气评论
礼貌的对话	怂恿别人做出可能会令人尴尬或会被指责的行为
合适的问题	恶作剧
开玩笑	取笑他人、言语攻击

第二阶段：学会区分不同程度的戏弄、欺凌及危险。以下例子可用于教学，也可用于为学生订制个别化的基础课程。个别化的课程应根据学生自身的情况、个人经历以及有关技能适用的场景及文化背景来制订。

- 轻度的戏弄（学生/同伴一般认为"没什么大不了的"）
  - 没有身体上的胁迫
  - 开玩笑或是不针对个人的评论
  - 发出不屑的语气
  - 轻微不满的表情或瞪眼
  - 短时间的瞪眼并带有轻微嘲笑
- 中度戏弄（令人厌烦、轻微受伤）
  - 没有身体上的胁迫
  - 侮辱（刻薄/冒犯/针对个人）
  - 为了惹怒对方而故意重复发出某种声音
  - 做鬼脸、瞪眼或长时间的嘲笑
  - 带有恶意、冒犯性及针对个人的小纸条或图画
  - 怂恿别人做出可能会令他人尴尬或是会被指责的行为
- 严重的戏弄及欺凌（问题严重、持续时间长、令人受伤、可能造成危险）
  - 身体上的胁迫（例如：伤害某人、猛推、殴打、踢、拧手臂）
  - 吐口水
  - 扔东西砸某人或恐吓某人
  - 跟踪
  - 偷、藏匿或毁坏个人物品
  - 怂恿别人做出危险、有风险、禁止或是违法的行为
  - 攻击行为、不敬的语言攻击
  - 暴力威胁、身体上的胁迫（例如："帮我写作业，不然放学后走着瞧"；语言、手势或是书面威胁）

第三阶段：学生需要学会用适当的方法应对戏弄及欺凌。在这个阶段学生要练习各种有效且适合年龄的方式来应对戏弄和欺凌。可采用互动教学法帮助学生学会有意义的应对方式。

可采用的应对方式有：

- 无视对方的行为
- 一笑置之

- 反击对方（例如："好像你知道似的！""你还有脸说"）

- 制止对方（适龄的方法包括"别说了""够了！"）

- 找人帮忙（朋友、老师或成年人）

- 让其他"目击者"为自己作证（让朋友、伙伴和其他人一起制止对方的行为）

- 表明自己感到恼怒

- 假装自己不生气

- 表明自己不在意（"随便你"）

- 做其他事情

- 直接走开

第四阶段：做出具体的回应。 设定具有不同目的的和各种程度的戏弄或是欺凌场景。学生针对具体的情况示范或是说明应对方式。确保练习的场景中包括一些友善（善意的玩笑）、并无恶意的情况，让学生学会灵活应对各种现实的社交情境。

第五阶段：不起作用怎么办？ 当学生第一次应对戏弄或欺凌的方法不起效时，需要进一步练习解决问题的技能。例如：

- 有人在戳学生的后背，学生无视了，但对方仍在继续。

- 学生告诉朋友自己收到了威胁信息，现在朋友也收到了威胁的信息。

- 戏弄的程度由轻度变得严重。

第六阶段：加深对复杂情境的意识和理解。 学生学会考虑判断戏弄或挑拨程度的因素，衡量以下因素如何影响行为的强度。向孩子展示涉及以下列表中的一个或多个因素的情境，并要求其基于这些因素评估行为的强度和对方的意图。然后通过改变这些因素来调整情境。系统地调整各项因素非常重要，要确保孩子理解各个因素如何影响情境。

- 位置（在学校、在家，等等）

- 音量

- 身体距离

- 肢体语言

- 说话语气

- 旁观者数量

- 媒介（网络、书面形式、口头）

- 与对方的关系/熟悉程度

- 持续时间

- 频繁程度

· 意图（为了让别人尴尬、恐吓对方）

· 年龄

第七阶段：提升应对方式的普遍适用性。重复第四及第五步骤，使用包含上文列表中因素的情境。

第八阶段：将所学技能应用于日常生活中。如果学生的日常生活中出现戏弄和欺凌的情境，那么就需要判断学生评估情境的能力，他是否能够在当下运用技能。如果不时出现戏弄或是欺凌的状况，就需要设定一个学生受到一群人戏弄或欺凌的情境。为了减少人为情境产生的负面结果，需要提前告知学生有关情况。告诉学生他可能会在一天中的某个时候遭到戏弄或是欺凌，要记住使用自己学过的技能去应对。起初，在提前告知学生后，短时间内就应发生戏弄或是欺凌的情况。随后，两者的时间间隔逐渐延长。最后，学生要能在没有预先警示的情况下适当应对。

恰当地做出打断

目标

· 识别出他人正忙于互动或对话的情境

· 衡量打断他人合适的时机

· 识别适合或不适合打断的场景

· 示范一系列打断的方法，根据不同情况的需要，将这些方法应用于不同的情境及对象

· 在能够打断别人前学会等待，并在等待的过程中适当的安排

· 在被拒绝打断或过于频繁打断别人时学会克制自己

先备技能

· 承受挫折、控制冲动、学会等待

· 自信

· 环境意识（能意识到他人的存在）*

· 基本的社交主动性

· 能解读基本的非言语社交提示

· 交谈沟通技能（中阶）*

过程

第一阶段：打断的原因及时机（意识到别人正在忙）。本阶段的重点是让孩子明白打断他人的原因及时机，告知他们适当的打断技能及选择时机的理由。接下来是教会孩子辨别他人何时繁忙，何时空闲。这种辨别能力有助于孩子准确评估何时需要使用打断技能（即如果对方不忙碌，则不存在打断的情况，可能仅会用到社交邀请的技能）。

第一步：为什么要用适当的方式打断他人？

告诉孩子使用适当的打断技能及策略的理由，以及不适当地打断他人可能造成的负面结果。

理由如下：

· 如果你能够以不让父母心烦或恼怒的方式打断他们，那么你更有可能得到自己想要的东西。

· 适当地打断他人实际上能够让他人更快地注意到你，并倾听你说话（因为如果你使用不当的方式打断了他人，他们会停下来，并对你进行说教）。

·只有你要说的内容确实很重要时，别人才会停下来听你说话（因为没人会一直相信"狼来了"）。

·人们不会再忽视你。

·你可以有更多加入他人对话的机会。

第二步：打断他人的时机：对方是否正在忙？

通过辨别他人是否忙于事务或正在对话从而学会判断何时需要使用"打断"的技能。孩子应能够区分以下情境中他人是否处于忙碌之中：

·两名成人在交谈。

·两名成人靠得很近，但目前没有互动。

·老师在对全班同学说话。

·老师正在辅助其他人的自由讨论。

·老师正在对另一名或一群学生说话。

·两名或更多同伴在交谈。

·两名或两名以上的同伴并未交谈，但都埋头于手头上的事情。

·两名或两名以上的同伴正在进行人人都可参与的开放式交谈。

·一名成人或儿童正忙于某事（但并未与他人互动）。

设定"忙碌"和"不忙碌"两种场景。让孩子观察别人互动，或是参与呈现两种场景的单个活动（角色扮演、拍视频或是自然情境），并在不同时间辨别观察对象是否忙碌。孩子还应解释他如何知道这个人是否忙碌，从而对人们忙碌的方式形成多种认识及概括性的了解，逐步开始理解"忙碌"的要素有哪些。举例说明识别训练：

例一：忙碌	例二：不忙碌
老师："你觉得那个人现在看起来如何？" 学生："他看起来很忙。" 老师："你怎么知道他很忙？" 学生："因为他一直对着那个男孩说话。"	老师："你觉得他现在忙吗？" 学生："我认为他不忙。" 老师："你怎么知道的？" 学生："因为他很安静，也没有做任何事情。"

第二阶段：认识时机的标志。与第一阶段一样，也是通过识别训练教授孩子辨认哪些要素能表明对方正处于忙碌中，但此时可以打断。有以下提示：

· 活动暂停或结束时。

· 对话中的停顿。

· 对方主动中断正在进行的活动。

· 对方主动进行的眼神接触，流露出的积极的面部表情及正面的非言语提示。

第三阶段：适当时机的标志。如同先前的阶段，通过识别训练教授孩子辨别当前情境或提示下是否适合打断，自己发言或提出问题。标志如下：

· 孩子有紧急情况要告知大家。要教授他们紧急情况的具体内容（例如：需要救助他人），以及构成紧急情况的要素（例如：如果不立即采取行动，会有人受伤）。

· 不应打断其他人正在进行的活动。同样，要教授具体的例子，并尽可能告知各种活动的类型（例如：紧急情况、需要全神贯注或是谨慎行动的活动）。

· 其他人已事先说明不想被打断。

· 对方是较权威的成年人。

· 对方先前已用非言语提示表示不希望被打断（需教授孩子具体的非言语提示）。

· 说话的人已走到一个安静的地方。

· 课堂规定已严禁在特定情况下打断。

· 孩子想要讲题外话或是过度纠缠于某个主题。

· 孩子想要分享自己的成就。

· 孩子需要立即得到做某件事的许可。

· 孩子希望参与谈话、活动或与同伴互动。

可以的话，孩子应该在出现不止一个标志时自行评估，并最终判断是否适合打断。

第四阶段："打断"技能相关的必要技能。在模拟情境中使用互动教学法教授孩子必要技能，逐渐加大难度，并过渡到现实情境之中。

● 打断前先停顿。

孩子应该学习在打断前先停顿（可以自言自语或通过深呼吸稍稍放松自己）。这一技能在需要孩子自己评估情境及做出决定时尤其有用。当孩子有紧要事情需要打断他人时，这种技能就更为重要。课程也要逐渐增加训练内容的难度。

● 明白在某些情况下需要等待。

通过识别训练教授孩子何时打断会被接受、被拒绝或是被延迟（需要等待）。他们要用这种技能回应口头语言或肢体语言的提示（例如：对方上下挥动手掌表示需要"等待"，或竖起食指表明已注意到情况，但需"稍等"）。

● 打断的请求被延迟时能耐心等待。

孩子必须学会耐心等待。当有紧急情况时，这个技能就显得尤为重要。孩子还需学会合理度过等待的时间，不做出自我刺激的行为或是奇怪的回应（同时记住打断别人的理由）。

● 自己的插话被打断后能控制自己。

在一些情况下，孩子先开始打断别人，却又被别人打断。孩子必须忍耐这种被打断的情况并克制自己，停止讲话及互动，直至获得允许后再继续。再次强调，练习的过程要循序渐进，并进行多种考虑，例如，孩子已经讲了多久了？他对谈话主题的热情程度如何？想要传达的讯息有多重要？

● 学会接受拒绝。

在尝试打断却被拒绝时，孩子应学会接受这种情况。需要重申的是，整个过程要循序渐进，并在其中逐渐融入对孩子而言较为重要的事情。

● 何时及如何寻求帮助。

通过识别训练及角色扮演，孩子应明白哪些情况下有必要获取别人的帮助（例如：打断的请求被无视或拒绝）及未能顺利打断别人时该向谁寻求帮助（例如：老师、空闲的成人、亲近的同伴）。

第五阶段：打断技能的要素。在本阶段，孩子要学习几个可用于打断他人的技能要素。互动教学法（参考第二章）可以让孩子在结构化的情境中练习技能，并确保孩子能够顺利及流畅地使用技能。设定一个需要被打断的情境（例如：两个或两个以上的人在对话或某人正专心参与一个有趣的活动）。在其中加入先前阶段所学的判断时机的标志和细微的社交提示。当孩子掌握了一项技能要素之后，可以以同样的方式教授其他要素。

● 等待停顿或终止。

孩子应该靠近他想要对话的人，与其保持适当的距离，直到对话或活动停顿或结束再开始说话。

● 在课堂上需要打断时应先举手。

教会孩子如何在小组或是大组教学情境中正确打断教学人员。对于一部分学生而言，在教授这一要素的过程中，可以让他们通过注意教学中的停顿或是话题转换的提示来决定打断的时机。

● 高声打断。

这个技能只适用于特定的团体，例如打断兄弟姐妹或是熟悉的同伴。在孩子想要加入对话或是有紧要情况需要告知时，也可使用该技能。

孩子应该靠近他想要对话的同伴，与其保持适当的距离，聆听对话并确保他想要说的内容与对话有关或是很重要，然后在其他人仍在说话时大声清楚（同时保持礼貌）地说出来。

● 使用有意打断的开场白。

这个方法适用于成人正在参与活动或是对话，而孩子要分享的内容与所讨论的话题无关或无意参与当前活动的情况。

孩子应先等待对话停顿，然后礼貌地做出有意打断的开场白，例如"打扰一下""嘿，有空吗?""我有要事不得不打断一下""抱歉，需要打断一下"。孩子需要正确判断其他人是否听到了他说的话，然后估量他人是否给出了肯定的回应（例如"请说，山姆"或是给予眼神接触，露出疑问的表情，或直接说"稍等，山姆"）。得到了肯定的回应之后，孩子才可以进一步打断。如果对方并没有给出肯定的回应，孩子必须学会耐心等待，然后再次尝试。如果种种迹象表明此时不适合打断，孩子就不要再尝试打断并离开。

● 靠近对方，与他眼神接触及等待。

最有可能需要使用这种方法的情境是，成人正在全神贯注地进行活动或对话，但自己需要打断他们，告知一些重要事情。这些情况通常不会有太多的停顿，孩子较难找到插话的时机。

在这种情况下，可以教孩子先接近他想要打断的对象，保持适当的距离稍站一会儿（不超过 30 秒）。在此期间，孩子应面向对方，尝试进行眼神接触。在对方给予眼神接触后，再流露出询问、征求同意及希望获得关注的表情。如果对方给予了肯定的回应，孩子就可以进一步打断。30 秒内若无眼神接触（或对方用言语及非言语的回应直接拒绝被打断），孩子就应离开。

第六阶段：判断并选用最佳技能。在学会一系列"打断"技能的要素后，孩子仍需判断日常生活中何时及如何使用这些技能。在判断的过程中需要先决定尝试哪种技能，并根据情境和对象灵活变换所用的技能。

1. 首先决定使用的技能。

这一步骤需要孩子根据前文所列的变数和标志，以及情况的发展，来选择该使用何种技能要素。这一过程与"识别 WH-问题"（请参考《孤独症儿童行为管理策略及行为治疗课程》一书中的"理解力"课程）相类似，都是先分别教授情况的各部分（谁、什么事、在哪里），然后再教授孩子辨别（及选择）该使用何种技能。

课程要以人为的场景（视频、角色扮演或自然发生的例子）开始，此时，孩子必须针对一个变数（例如：打断的对象是成人还是孩子）做出判断，然后添加其他影响选择的元素，直至构建出一个复杂的情境（例如：一个熟悉的成人正在进行一项重要但喧闹的活动，孩子有要事询问；本是由专人授课的课堂发展为全班讨论）。这一阶段的目标是让孩子学会根据场景的变化做出决定，并选用最适宜的技能要素。

2. 根据情况灵活调整"打断"技能。

该阶段的第二部分进一步增加了使用技能要素的难度，因为在有些情况下，选用技能要素时要有额外的判断，比如，在仍需要打断别人的情况下，应使用更温和还是更强硬的语气？被拒绝时，应马上再次尝试、稍后尝试还是放弃尝试？

此处提供一些例子：

· 孩子试图传达一些重要的讯息，但是成人在打电话，并未回应。

· 孩子试图加入讨论时，其他同伴感到十分厌烦，但这群同伴并非孩子的首选对象。

· 一个熟悉的成人正忙于某事，并未理会，而孩子的问题必须在一定时间内得到解答。

· 两人的谈话暂停，孩子试图打断，加入对话并提问，但是两人刚好又开始了聊天。

第七阶段：打断的频率。孩子要掌握的不只是适当的技能，还需要掌握如何调节自己打断对方的频率和次数，但在一定程度上取决于对方的反应。如果对方对频繁的打断感到恼怒，那么就要减少打断的次数。此外，还要考虑当时的情境，以及打断对方会对他造成多大的干扰，或是否影响他正在进行的活动。通常而言，打断的频率不仅仅是在同一个对话中打断的次数，还应考虑在数天或数星期内打断同一人或相同情境的次数。

可以用识别训练教会孩子判断别人被打断后的反应，包括表露出烦恼或是不高兴的表情（例如：翻白眼、叹气、父母反复说"不要一直打断，给别人说话的机会"）。此外，还应教会孩子预估在频繁打断别人之后，如果继续打断，别人会做出怎样的反应（例如"如果再次打断他们的话，你觉得他们会做何反应？"或"你认为她被再次打断时会开心吗？"）。

可添加额外的识别训练，例如：让孩子知道在很多情境下，较频繁的打断行为会多少干扰到对方正在进行的活动或交谈。这部分的训练可以与第三阶段的教学内容相结合，告诉孩子在某些情况下，即使是偶尔打断别人也是不适当的。

此阶段的教学还应与学生对自己打断别人的技巧水平的评估相结合。

第八阶段：泛化。尽管技能教学的方式越来越复杂，但这一阶段仍需学习将技能泛化至自然的情境之中。训练的目的是确保孩子能够使用"打断"技能，并运用于现实生活中。本书第二章中有对指导泛化的相关描述。此外，在将对孩子的训练从人为构建的情境逐渐转移至每日真实发生的情境时，应考虑以下几个方面：

- 从熟悉及喜欢的人过渡至不太熟悉或不太喜欢的人。
- 从舒适、熟悉的情境过渡至不太熟悉的情境。
- 从有事先提示过渡至没有事先提醒或准备。
- 从单一的活动场景过渡至同时有其他活动进行的场景。
- 从不太重要的事情过渡至（对孩子而言）更加重要或紧急的事情。
- 从相对简单、直接的情境过渡至可能有多个冲突、变化和标志的情境。
- 对方被打断后的反应从积极、支持过渡至不太热心，甚至反感。

通过解决问题获取关注（"一次不成功就多试几次"）

目标

· 用适当的方式获取关注

· 获取不同关系人群的关注

· 满足需求并处理紧急状况

· 提升耐力

· 提升解决问题的能力，培养批判性思维

先备技能

· 特征*

· 社交意识*

· 换位思考

· 常识和推理*

过程

本课程教授学生解决问题的技能。具体来说，学生在初次未能成功获取别人关注时，要学会坚持。学生亦需学习识别可行的方法，用以调整寻求关注的行为，并运用至各种情景之中。这个过程需要学生具备解决问题的技能和耐力。需解决的问题类型应根据学生的具体情况而定，还应与学生所犯错误的类型直接相关。

第一阶段：识别初次尝试沟通时发生的问题。 在此阶段，告诉学生要先评估哪些方面（例如："告诉我大家的声音是否足够大，能否引起别人的注意？"）。学生观察角色扮演或视频中的人物互动，辨别初次尝试互动时是否存在问题。

可能存在的问题：

· 说话者声音太小。

· 对方距离太远。

· 说话者没有面向聆听者。

· 对方太忙。

· 说话者没有明确其说话的对象。

· 对方正在说话。

策略1： 学生使用卡片命名问题行为及适当的行为，并以此回应（例如写有"太小声"及"够大声"的卡片）。

策略 2：学生说出问题所在，或表明有效沟通的做法（学生说"她看的方向不正确"或"她正看着同伴"）。

第二阶段：识别沟通中存在的困难。在此阶段，训练学生识别沟通过程中有哪些方面存在问题。

老师："让我们看看你能不能找出哪里不对。"

学生观察情境后，评论："那个人很忙，没有听到别人说话"或"他没有面向她"。

起初，如果学生难以发现问题的关键所在（不理解观看的内容，或是情境中呈现的要素超过一种），可以准备一些印有明显要素清单的卡片或是图片帮助学生练习，但要尽快撤除这种辅助。

第三阶段：调整沟通行为，解决潜在问题。学生学会根据所发现的问题调整行为，并练习解决问题的方法。以下有几个例子：

- ·聆听者太远。　　　　　　→　　说话者可以拉近距离。
- ·说话者声音太小。　　　　→　　说话者可以提高音量。
- ·说话者没有面向听者。　　→　　说话者调整方向，面向听者。

第一步：学生观察角色扮演，向发起互动的人提出解决办法（例如：学生告诉说话者"靠近一点他就能听见你说话了"）。

第二步：学生参与角色扮演游戏，并且在游戏中改变自己的行为。

第四阶段：现在该怎么做？如果在第一次尝试沟通时，对方没有回应，该怎么办？学生需要解决这个问题，同时想出其他的替代方法来获取关注。替代方法会因为说话者与聆听者的关系以及双方进行沟通时所处的位置而有所不同（例如：在学校、家中、社区或是其他地方）。

- ● 对方是同龄人时：
  - ·再次呼叫同伴的名字。
  - ·再次尝试进行沟通（例如：提问、提出请求、评论）。
  - ·更大声地说话。
  - ·轻拍同伴的肩膀（或者不使用语言，用其他适当的身体接触来获取关注）。
  - ·使用与年龄相符的语言调侃（例如："嘿，我在和你说话呢！"或"你耳朵被堵住了吗，所以听不见我说话？"）。
  - ·用更加坚定的语气。
  - ·如果可能（由于情况紧急，同伴不得不听），威胁对方说要去告诉大人。
- ● 对方是成人时：（参考"恰当地做出打断"课程的补充内容）
  - ·说"对不起，打扰了"或"不好意思，打扰一下"。

- 如果对方正在和别人交谈，那就等待对话中的停顿。
- 如果对方很忙，那就等他休息的时候，或是等他忙完事情后。
- 再次呼叫对方的名字。
- 再次大声尝试进行沟通（例如：提问、提出请求、评论）。
- 找其他有空的成人。

第五阶段：识别需要别人注意的紧急情况。 在听到对一段场景的描述后，学生要能判断该场景是否属于"紧急情况"。

紧急	不紧急
· 你或者其他人受伤 · 某人处于危险之中 · 你很想去厕所 · 你非常需要纸巾 · 你感到不舒服，可能要呕吐 · 突发火灾、洪水或家里出事等紧急情况	· 你想给老师看自己的作品 · 你想要提问 · 你想去厕所，但是可以等一会儿 · 你想要分享有趣的东西 · 你想问能否打开电视 · 别人让你赶紧去找人过来

第六阶段：在紧急情况下怎样能最快获取别人注意。 学生学习如何在紧急情况下获取别人的关注，并通过角色扮演进行练习。当学生熟练掌握该技能后，可以随机安排紧急情况和不紧急的情况。在紧急情况下获取别人注意的适当方法如下：

- 打断他人。
- 直接告诉对方情况紧急。
- 坚持说明情况。
- 说"这很重要！"。

第七阶段：技能泛化课程。 创造机会让学生在自然的情境中练习该技能。学生有必要练习先前阶段所学的应对各种变数的方法，从而掌握完整的技能体系。在本阶段检验学生是否掌握技能，需要观察学生在新的情境（及日常生活）中能否发展出新的解决问题的能力。为了达成此目标，在本阶段需要练习使用问题解决模式。包括以下要素：

- 找出未能获得关注的原因
- 判断紧急情况

- 想出解决方法
- 关键性的影响因素
- 尝试解决方法
- 评估该方法是否成功，必要时再次尝试（参考先前的步骤）

保守秘密

目标

- 发展做出社交判断的能力
- 发展真实的同伴关系
- 增加社交互动成功的可能性
- 提高做决定及解决问题的能力
- 增强自我意识
- 培养批判性思维

先备技能

- 共同注意
- 心理理论
- 原因与结果*
- 推理
- 情绪*
- 控制冲动

过程

无论是好还是坏，秘密都是大多数青年（及社交）文化的一部分。为了更好地理解及适应社交生活，有必要帮助学生对何为"秘密"有更好的认识。在具备一定的意识并掌握部分技能后，学生最终要做到能够判断在社交生活中保守和公开秘密的尺度。

第一阶段 A：学生能够识别"秘密"的定义。学生需要学习识别秘密。这个过程有助于学生了解哪些信息属于或不属于秘密。就本阶段的教学而言，将秘密定义为"出于某种原因，并非每个人都知道的信息"。

识别训练有助于学生理解秘密是什么。例如将以下说明分别写在卡片上：

- 这是秘密。
- 这不是秘密。

学生根据老师说明的场景，举起正确的卡片。

为了帮助学生更全面地理解这个概念，刚开始训练时应选用区别很明显的情境，但是之后区别则变得细微。区别明显的例子如下：

- 1 月 1 日是假期。（"不是秘密"——在某种文化中公众都知道的信息）

·有人给强尼准备了惊喜生日派对。（"是秘密"——是惊喜，不应该告诉强尼）

其他可用于区分的例子：

是秘密
乔恩不喜欢（某人）。 苏珊考试作弊。 贝丝为鲍比准备了惊喜派对。

不是秘密
我穿着黑色裤子。 我们昨天进行了数学测验。 派对上通常会准备蛋糕。

不明显的秘密可能和大家都知道的信息很类似：

·明天帕洛斯老师的西班牙语课上会有小测验。（"不是秘密"——可能已经告知过所有学生，如果当时有谁不在，那么应该告诉他这个信息）

·明天帕洛斯老师的西班牙语课上会有突击测验。（"是秘密"——只有老师知道，"突击测验"的意思就是所有学生都不知道的会进行的测验）

更难以区分的状况是，有些信息并非人人都知道，但其背后并无特定原因或是目的；或是某些情境下，出于特定原因，有意让一些人知道而不让另一些人知道：

是秘密
不能告诉鲍比惊喜派对的客人名单。 丹喜欢凯拉。 苏西害怕水。

不是秘密
受邀名单上的客人知道自己会被邀请参加惊喜派对。 丹不喜欢绿豆。 凯拉害怕劫匪。

第一阶段 B：学生能够明白为什么某个信息属于秘密。 理解这一点非常关键，这也是进一步进行社交教学所需的先备技能。通过学习这方面的有关知识，学生能够逐渐学会尊重隐私，与朋友建立更深厚的信任，以减少受到指责的可能性。在这一阶段，学生要学会分析某些信息可以或不可以分享的原因，以及为什么有些内容是秘密，而有些只是部分人不知道而已。根据学生的自身经历进行教学，或者让学生对所提供的秘密的例子进行推理，解释为什么某些信息属于秘密。以下几点有助于帮助学生理解

某些信息属于隐私或是秘密的原因：

- 可能需要保守秘密的原因：
  - 避免麻烦（例如：损坏物品、欺骗、违抗父母）。
  - 避免伤害别人的感情（例如：不喜欢别人做的食物、不喜欢别人送的礼物）。
  - 为了给某人惊喜（例如：派对、活动、晋升）。
  - 避免尴尬（例如：课堂上来了月经、犯了错误）。
  - 通过与某人分享信息而拉近关系（例如：八卦）。
  - 让对方知晓的时机未到（例如：尚不确定自己是否会参与表演）。
  - 避免冲突。

第一阶段 C：学生学会识别该向谁保守秘密。 学习这一概念的一个可行方法是提供各种秘密的例子，包括为什么这些信息属于秘密，然后让学生判断有关信息可以告诉谁，不可以告诉谁。例子："我给杰森和自己买了曲棍球的门票，但我想给他一个惊喜。"

  - 学生能说明这是一个秘密的原因。（因为这是一个惊喜。）
  - 学生能说明应该向谁保守秘密。（应该向杰森保守秘密，但是也不应该告诉其他有关人士，例如他的朋友或其他可能不小心告诉他的人。）

第二阶段：区分"可分享"的秘密与"私人"的秘密。 有些秘密可与另一个人或另几个人共享；而有一些秘密是属于私人的，除自己外只有个别人才知道，甚至没人知道。学生应学习区分这些秘密的类别。

从定义上来说，可分享的秘密和私人的秘密都属于秘密。它们之间的差异取决于这个秘密是一群人都知道，还是只有一个人知道。就私人的秘密来说，一般只有少数人知道，像是专业人士（例如：心理治疗师或医生）、家庭成员或真正可信任的朋友。此外，私人的秘密通常在性质上属于极度隐私的内容，例如某人的医疗或心理诊断结果，或某人正在进行某种治疗。

第三阶段：如何向别人透露秘密和听取别人的秘密。 学生应知道在被别人告知秘密时该如何应对，以及如何恰当地透露秘密。

- 透露秘密。
  - 学生必须意识到该向谁保守秘密。
  - 除了当事人外，学生还必须意识到该向其他哪些人保守秘密，以避免秘密被透露给当事人。
- 传达时必须小心谨慎。
  - 不能让别人听见（注意说话的音量）。

· 在周围没什么人时传达秘密（尽量不引起周围人的注意）。

· 学生必须清楚地表明秘密的性质（例如：不能告诉别人；不要告诉特定的人物）。

● 听取秘密。

· 学生应尽量小心谨慎（不过度反应；不要大声惊呼）。

· 学生必须表露出感兴趣。

· 学生必须表明知道该秘密的"重要性"，让对方相信自己会保守秘密。

第四阶段：何时该保守秘密。本阶段应让学生明白，不能因为未分享或公布某些信息而导致学生或其他人受到伤害。教学中应让学生认识到保守秘密和透露秘密分别会产生的结果，然后让学生自己判断是否应该保守秘密。

老师设定一个情景或是使用插图进行教学，让学生识别情境中保守秘密和透露秘密分别产生的结果。认识实际可能产生的结果非常重要，因为这一结果很有可能会影响学生或其他人的生活。为了更好地理解，必要时可将结果分为积极的结果和消极的结果。让学生权衡利弊后，判断是否要透露该秘密。

思考以下例子：

● 布伦达数学考试作弊，告诉了你，还让你不要告诉别人。如果你告诉老师布伦达作弊会有怎样的结果？你不告诉老师又会有怎样的结果？

● 学生思考以下方面：

· 布伦达违反了规定。

· 如果不告诉老师，我会感到很生气。

· 布伦达应该接受处罚。

· 如果告诉老师，布伦达以后可能不再告诉我其他秘密。

· 布伦达会生我的气。

· 布伦达可能会被老师留校。

· 我们放学后不能一起玩了。

● 学生权衡利弊后，做出决定。

如果学生使用了这些策略，但是无法做出决定，那么就需要向学生说明几个判断是否要披露秘密时应考虑的因素。无论是何种原因，要让学生明确知道在遭受到有关性虐待、身体上的虐待、危险行为、违法、欺凌行为及人身伤害的行为时，必须要告诉别人。

第五阶段：什么时候秘密不再是秘密。教学生学会辨别何时无需再保守秘密，或原来的秘密已经不再是秘密。出现这种情况的各种原因可能如下：

· 这个秘密是有时间限制的（例如，只在举行惊喜派对前保守有关派对的秘密）。

· 原本认为这个秘密重要的人可能改变了自己的想法。

· 别人已经知道了这个秘密，因此这不再是一个秘密。

同样，利用学生的生活经历，构建情境或使用插画来帮助学生识别秘密不再是秘密的情况。思考以下例子：

● 老师告诉学生："我准备在贝拉生日那天送她一个芭比娃娃作为礼物。"

　· 现在这是个秘密吗？

　· 贝拉生日过后，这还是个秘密吗？

● 詹娜告诉你她喜欢加里。

　· 现在这是个秘密吗？

　· 如果詹娜已经向加里表达了自己的喜欢，那么这还是个秘密吗？

第六阶段：如何保守秘密？ 一旦学生判断应该保守某个秘密，那么此时应该教授他们保守秘密的方法。需考虑以下方面：

· 不要到处宣扬这个秘密。

· 当谈论到有关这个秘密的内容时转变话题。

· 学会避免谈论有关秘密的话题。

· 如果被直接问到有关秘密的内容就撒谎（需要能先弄清楚撒谎的后果）。

· 练习控制冲动的能力。

· 识别可以放心倾诉秘密的对象（例如：和秘密的当事人无关的人）。

学会分享

目标

· 培养更好的互动技能
· 增加与同伴进行有意义的互动的可能性
· 增强社交动机
· 培养忍耐力

先备技能

· 承受挫折
· 同伴意识（Awareness of peers）*

过程

这一课程针对涉及各种层次和方面的分享行为。早期阶段的课程内容十分基础，即使是能力非常不足的学生也能掌握。在后续阶段则培养更进阶的技能及能力，需要用到更加复杂的教学方法（例如：第二章所述的互动教学法），这些更适用于具备较高能力的人。

第一阶段 A：建立具有积极意义的"分享"行为。通常学生听到"分享"这个词时，需要将自己的物品或是喜欢的零食给予他人，因此会将分享的概念与消极的意义互相联系。这一阶段的目标是让学生将分享行为与积极的感受相联系。为了达到此目标，老师设定场景，让学生因同伴分享而获得自己喜欢的东西。（例如让极有可能会分享物品的同伴作为搭档）：

· 同伴有一个学生喜欢的玩具。当学生表现出感兴趣后，同伴主动和学生分享。
· 同伴有学生想要的食品。当学生表现出感兴趣后，同伴主动和学生分享。
· 学生被要求做家务，但这是他不太喜欢的活动。同伴主动要求帮忙分担，使完成家务更简单。

在进行这些活动的过程中，老师不断重复命名"分享"这个词语，让学生将这个词语与"分享"行为带来的积极结果相联系。

第一阶段 B：建立分享的愿望。这取决于学生自身的能力，部分学生可能无需在初期练习这个阶段。一部分学生完全不需要这个阶段，而另一部分学生则需要此阶段来梳理技能，更密集地进行集中训练。本阶段主要针对有较好语言理解能力的学生，目的是让学生理解为什么要分享。

●老师应该和学生谈论并强调分享带来的积极结果。这种对话可以集中于学生过去的经历、当前的例子及日后分享可能带来的结果。

●给出的理由应是有意义的，且符合学生的具体情况。除了牢记这一点，其他的理由还包括以下方面：

　·"分享给别人，会感到更加有趣。"

　·"与别人一起分担，工作会更容易完成，更省时间。"

　·"和别人分享，你会得到很多回报（别人也与你分享）。"

●将"分享"与其他学生已建立的其他具有积极意义的行为相连接：

　·"你和别人分享了！太酷了，兄弟！"

　·"哇，分享是小学一年级的学生才能做到的事情！"（对上幼儿园的小孩或刚开始上一年级的学生说）

　·"一起分享工作可以做得更快！现在你可以休息了！"

●将分享与学生十分喜欢的活动或者实物相联系：

　·"我们一起边吃爆米花边看《蜘蛛侠》吧！"

第二阶段：促进分享行为——理解及忍受。学生在成人的促进下学习分享。在这一阶段，学生需要遵守和别人分享的指令。对于一些学生而言，这一技能可能只是简单地理解指令；而对于另一些学生来说，学会忍受与别人分享才是目标技能。

完成此阶段的教学可能需要创建"情境结构等级"。这个方法可以使教学更加系统化，增加学生在愈发困难的情境中与人分享的可能性。一开始选用学生很有可能愿意与人分享的情境，然后过渡至学生很难接受与人分享的情境。此阶段的"分享"包括放弃自己的物品给别人。

当别人对学生拥有的物品感兴趣，老师可以辅助学生留意对方的请求或愿望，并通过实际行动进行分享（把物品给同伴）。只要学生分享了物品，就应该给予其极大的奖励。将外部奖励与表扬相结合（例如："看，他因为你变得多开心！"或"分享让事情变得更简单！"）。

　·确保有系统地撤除为了让学生注意到对方分享的请求及实际的分享行为而提供的辅助。

　·逐渐增加情境的难度，学生可以在其中体会受挫，以此训练自己耐心对待。

　·确保需要分享的情境中还包括学生不太喜欢的事物及活动。

　·尽可能找到更多支持学生分享的场景（例如：与别人分享比独自活动更加有趣），借此进一步训练学生的忍耐力。

参考以下例子：

- 学生有一袋薯条。同伴进门来说："我喜欢薯条!"
    - 如果学生不做回应，老师可以说："如果你能和朋友分享薯条就好了。"（如果需要学生分享薯条，可采用更加直接的辅助）。
    - 如果学生主动分享了薯条，老师可以表扬他说："很好的分享!（同伴）很喜欢薯条!"
    - 将分享行为与强化相结合。在可能的情况下，设定一个情境，让同伴也将学生喜欢的东西分享给他。这一方法将突出分享行为的互惠性，让他觉得自己的分享行为是值得的。

起初，应在短期内不断地重复情境，因此需要人为地进行安排。我们并不建议一开始就依赖随机产生的机会进行练习，因为这样的练习机会对学生来说并不充足（尤其是练习的过程需要循序渐进时）。经过多次反复练习之后，再在教学中采用更加自然的场景。

以下因素可能影响学生分享的意愿：

· 需要分享的是全部玩具或物品还是部分玩具或物品（例如：是轮流玩玩具宝剑还是分一半的乐高积木给别人）。

· 所要分享的物品的价值。

· 所要分享的玩具或物品是否属于学生、同伴，或不属于任何一方。

· 所要分享的物品是无法拿回的（分享饼干）还是可以拿回的（分享玩具，学生最终还能够拿回）。

· 是与成人分享还是与同伴分享。

· 是暂时放弃某样物品还是长期放弃某样物品。

· 在物品分享给他人后，依然能获得乐趣（例如：玩电子游戏；观看他人游戏，为其加油打气）。

第三阶段 A：学生主动分享。一旦学生能够接受分享行为，且没有出现反抗或是抵触行为时，老师就可以开始训练学生分享的主动性。本阶段的主要目标是撤除辅助，可以采用与第二阶段相似的方式来完成此目标。让学生自己关注别人需要分享的需求，并做出回应。撤除辅助的方法可以是逐渐过渡至采用内部刺激辅助。在这种情况下，将由同伴提供辅助，这样可以强化沟通，突出其他表明适合分享的标志。

· 初始阶段表现得较为明显（"能给我一个吗?"）。

· 在学生具备了一定的意识，并能熟练进行后，可以采用较为含蓄的语言和行为（"我喜欢薯条!"；"我还需要几块红色积木"；望着学生拥有的物品说"这太酷了!"）。

除了外部辅助，还可以使用事先提示及撤除提示作为替代辅助方法，在学生有机会进行分享前给予提醒。然后逐渐减少提醒的频率，增加事先提示与分享行为之间的时间间隔。

也可采用行为塑造模式作为替代方法进行辅助，来增加学生主动分享的行为。例如，学生一开始因为注意到同伴想要某件物品并允许其拿走而得到奖励，之后如果学生主动分享某样物品，那么应给予其更大的奖励。

训练的重点应该是学生做出的分享回应。值得注意的是，学生的回应一般都会显得或听起来刻板生硬。

- 这个问题需要通过训练和区别化强化来解决，重点是用不同的方式呈现技能。
- 除了教授分享行为外，还应教学生使用生动的语言及多样化的表达方式，使其能够更全面地应对。

第三阶段 B：分享还是不分享。在一些情况下，不分享也是完全没问题的。老师需要设定情境，帮助学生区分不同的情况。例如以下情境：

- 分享会让活动或物品失去价值。
- 对方是个从来不会分享的人。
- 学生被强迫而不是主动参与分享。
- 分享的物品是永久性的，无法替代。

分享信息及经历

除了分享具体的物品及奖励等，分享还包括许多其他的类型。例如，与朋友分享信息或个人经历是建立社交联系的基石。对于许多人来说，这种类型的分享实际上也是一种二级强化物，让人感受到在人际关系中受到重视。朋友间的信息共享是对个人经历的认可。例如，如果某人害怕蛇，可以听听看其他人在有蛇靠近时做何反应；或者与其他人谈论这种恐惧，也可以获得经验，明白这种恐惧心理属于正常现象。

分享经历还可以获得朋友们的支持，缓和情绪上的苦痛，帮助自己找到可行的解决办法。此外，与大家分享好消息时，积极的情绪会被放大，有助于在积极的氛围中推动进一步的互动或是建立关系。例如，和朋友一起看电影，可以与朋友谈论恐怖的情节，在无聊的时候聊天，或电影结束后一起讨论。适度地在互联网上（在社交网站）与别人分享信息也是建立联系的一种方式，且符合孩子的年龄。分享经历可以促进情感上的联系，例如同情、喜悦或同理心。简单地说，分享经历和信息可以拉近彼此间的距离，因为双方有了更多的共同点。

在教授学生分享经历和信息时，要意识到一开始学生只是把学习分享作为获得外在（及人为）奖励的途径。然而，这并非教学的最终目标。应让学生学会自愿分享，这和先前讨论的内部动机相似。我们需要明白的是，这是一个循序渐进的过程。

第四阶段 A：分享信息。 首先，教授学生分享信息时，所分享的信息与产生的结果是直接相关的。在学生能够熟练分享信息后，我们需要使分享信息产生的结果与信息本身的直接关联性降低。例子如下：

- 学生分享了关于需求的信息。
  - 学生说自己口渴，对方给他一杯水。
  - 学生说自己拿不到某个物品，对方都他拿到了物品。
- 学生分享了关于自己偏好的信息。
  - 学生说自己喜欢披头士乐队，对方借给他一张披头士乐队的唱片。
  - 学生说自己不喜欢巧克力，对方随后拿来了零食，里面没有巧克力，并强调说因为记得学生不喜欢所以才没有拿。
- 学生分享了关于兴趣的信息。
  - 学生说了自己喜欢的话题，对方针对这个话题提供了新的信息。
  - 学生说自己喜欢某个活动（例如世界杯足球赛），对方说自己也很喜欢，并邀请学生一起看 3D 比赛。

上述的例子中都使用了自然强化。然而，在一些情况下可能需要外部强化。这将会提升可用强化的层次，理想的情况下还会增加分享信息的频率。随着时间的流逝，应撤除人为的强化，并逐渐过渡至自然的强化。

第四阶段 B：分享经历。 首先，确保学生在分享经历后，能够极大地丰富自己的经历，这样才能强调分享经历的自然价值。一些分享经历的例子如下：

- 学生参与一个人玩时乐趣会减少的游戏。

例如弹珠、打水仗、叠罗汉等活动，与他人一起玩能够（或可能）丰富游戏过程。

- 老师设定一个情境，使分享能够减少活动中的负面内容或结果。

例如，和别人分担家务可以减少工作量和所花费的时间；和别人共享交通工具能够减少同段路程所花费的金钱；如果自己吃不完整个比萨，和别人分享能更省钱。

随着学生的不断进步，可以减少学生直接体验分享活动产生的结果的情境设置，或使结果带来的好处越来越不明显。例如，和朋友一起看电影后，需要在有人能与其谈论电影时才体现出好处。起初，老师可能需要向学生指出，学生才能意识到分享经历的价值。随着时间的推进，分享经历带来的自然好处能够维持双方间的联系，老师便可以不再与学生谈论分享所带来的价值。

社交学习

社交模仿

目标

- 专注并留意他人的行为
- 培养在自然环境中学习的基础能力
- 培养适龄的社交行为
- 建立一种学习社交回应的方法
- 增加对周围环境关注的广度和时间
- 增强社交意识
- 教授发展社交愿望、兴趣及影响所需的技能
- 增加社交互动的机会
- 培养从群体中吸收资讯的能力

先备技能

- 观察学习（例如："像那样做""像妈妈那样做"）*
- 基本的环境及社交意识*
- 接受周围同伴的存在
- 基本的推理能力（针对最后一个阶段）

过程

本课程是《孤独症儿童行为管理策略及行为治疗课程》一书中"模仿"和"观察学习"课程的延伸。课程采用回合式教学法，希望能拓展及完善学生在集体和社交领域中的模仿技能。

第一阶段：学习更广泛的模仿技能。学生学习模仿一群人同时进行的动作（例如在课堂情境中，学生模仿其他人击鼓）。

第二阶段：学习模仿更细微的动作。为了提升对细节的关注能力，学生需要观察并模仿一群人做出的细微动作。例如集体坐下并双手交叉抱于胸前、身体向前倾、一群人看着门或窗户。

第三阶段：学习更细致地辨别及模仿。学生模仿一个群体中的特定行为。例如：

· 模仿最大声的行为。

· 模仿"最奇怪"的行为。

· 模仿群体中最安静的人。

第四阶段：有条件的模仿。例如：

· 像男生们那样做。

· 像大多数人那样做。

· 别像你姐姐那样做。

第五阶段：在模仿中融入社交推理技能。在此阶段中应用社交判断及推理技能。例如：

· "做你妈妈可能想做的事情。"

· "做朋友们认为很酷的事情。"

· "按规则做事。"

寻求信息

目标

- 通过提问判断不同情境中的状况
- 使用切题及突出的问题掌握特定信息
- 分辨适用于特定社交场景中的提问，借此获取相关信息

先备技能

- 观察学习技能*
- 提问*

过程

本课程教授学生提问的技能，借此融入社交情境、在社交情境中满足需求及愿望或通过社交获取所需的信息。教学方法应该符合学生的技能水平，可以混合使用回合式教学法及互动教学法。识别训练、角色扮演及在自然的环境中练习相结合，可用于提升学生的泛化技能并使其更独立地使用技能。

第一阶段：辨别情境。学生学会辨别是否通过简单的观察就能获取所需信息，还是需要寻求额外的信息。此阶段仅专注于进行识别训练，并不包括教导学生通过提问来融入社交情境。学生只需考虑"我能否仅通过观察来辨别状况？"及"我是否应该问发生了什么？"等问题。有关的例子如下：

- 可观察的情境：铃声响了，人们都朝某一方向走去，学生闻到了烟雾的气味。通过观察，学生要知道跟随集体行动。

- 需要额外信息：学生看见一群同伴快速走到操场。环境中没有其他提示能帮助学生判断现在需要做什么。学生需要通过问"大家要去哪里？"或"你们在干什么？"来判断是否要跟随集体行动。

第二阶段：正确提问。在结构化的教学情境中，学生学习用提不同的问题获得具体的信息。以下场景可能需要学生寻求信息：

- 学生不知道该向谁要某件物品（"我该向谁要纸和笔？"）
- 学生想知道他人正在讨论的内容（"你们在谈论什么呢？"）
- 学生想知道一群人在干什么（"你们在干什么呢？"）
- 学生想玩游戏，但是没弄清楚游戏规则（"这个该怎么玩？"）
- 有几项活动同时进行中，学生需要选择其中一项（"我想踢球！我能加入哪

一队?")

　　·学生注意到周围有不寻常的事情发生，例如打架或是人群快速离开（"发生什么事情了吗?"）

　　第三阶段：识别即时和紧迫的状况。学生学习判断某件事情是否危险或严重，并知道如何在这些情境中收集信息。此外，在情境中教授学生理解"错失机会"的概念，即如果学生没有采取行动或者收集更多的信息，就会错失机会。

　　第四阶段：适当的提问人选。通过评估因素，学生判断该向谁提问。这些因素包括：学生与对方的关系、对方是否空闲、所需信息的类型、对方的专长以及需要学生提问的情境。考虑因素包括以下方面：

　　·学生与对方的熟悉程度

　　·对方在当前情境中的角色（例如：老师、家长、权威人士、同伴、专业人士）

　　·与对方的空间距离（离得最近，最方便提问的人）

　　·对方是否有空

　　·当下具体的情况

　　第五阶段：对技能的归纳应用。在结构化的情境中，通过真人示范教学，教授学生根据一系列情况提出问题。同时留意学生提问的时机及流畅度。

　　第六阶段：回顾及跟进。根据提出的问题，评估所得信息。学生需学习判断所得信息是否足以令他得知该怎么做。如果所得信息不足，学生需要提出更详细的后续问题。本阶段应确保学生完全理解所需信息，能够更自信地在具体的情境中回应或是做出决定。

　　第七阶段：泛化。将先前阶段所学的技巧泛化至更自然的情境中。最后，学生能学会在随机和不可预测的情况下评估状况并寻求信息。

按流程进行团体社交游戏（与朋友一起）

目标
- 提高在社交情境中的参与度
- 增强社交兴趣
- 培养在游戏及娱乐活动中的灵活性
- 培养观察学习的技能
- 增强在各种社交领域中转换的能力

先备技能

学生应具备至少与一名同伴在各种活动中进行平行游戏或互动游戏的能力。学生能够在课程中同时学习到参与其他社交游戏及与同伴互动的技能。开展此课程教学的其他先备技能包括：
- 共同注意
- 观察学习（初级）（例如：能够顺利地"像那样做"；注意到同伴在做的事情）*
- 社交模仿
- 知道同伴的名字*

过程

该课程旨在提升孩子的社交意识及跟随同伴的能力，增加孩子对同伴的社交兴趣，而不仅仅是具体地针对某项活动的兴趣。课程目标是教授学生观察同伴游戏、参与游戏，并能够注意到同伴是否转换至不同的游戏类型，进而跟随同伴参与新游戏。应强化学生的专注力、观察同伴及（跟随同伴）成功转换至下一个活动的行为。

老师应根据学生的偏好程度，从非常喜欢到中立再到不怎么喜欢（但不讨厌）的等级，设置游戏及娱乐活动。随着教学过程的进行，教学的顺序应按照偏好等级排列。学生应从"不太喜欢"的活动开始学习，因为在这些活动中，学生更容易注意到其他同伴的行为，从而令其更容易转换至其他的活动之中。在建立该技能后，应当让孩子在难以产生转移的活动上进行练习。但最常见的情况是，人的喜好会改变，有时甚至每天都会有所差别，有很多因素会导致学生对某件事物的喜爱程度增加或减少。因此，需要不时跟进学生的喜好状况，让教学更切合学生的具体需要。

辅助策略

使用内部刺激辅助能更有效地吸引学生的注意力，建立更加独立的观察性技能。

就本课程而言，内部刺激辅助可包括让同伴用非常明显的方式进行某项游戏，或非常明显地从一个活动转换至另一个活动。例如，在涂色时，同伴有意将马克笔塞入笔盒中，示意该活动结束。同样地，在要转换至搭建乐高积木的活动时，可以通过非常夸张和大声的方式倒出所有积木，以进行强调。

第一阶段：在成人领导的结构化情境中做出转换。 在本阶段中，学生需要观察一名成人的行为，并判断是否需要与此人一起转换至下一个活动。本阶段理想的辅助方式是内部刺激辅助。

第一步：学生观察老师的行为，并根据老师的行动判断是否一同转换。老师与学生进行平行或互动游戏（根据活动等级，从不怎么喜欢和中立的活动开始）。老师在必要时使用内部刺激辅助，通过夸张及明显的方式转换至下一个游戏。此时学生应判断老师是否还在进行原来的活动。

第二步：学生跟随老师转换至下一个活动或因老师没有转换而维持原来的活动。确保学生有足够多的机会练习该技能。随着练习的进行，活动的转换方式不要再过于明显（减少并撤除内部刺激辅助），首个活动可以选用孩子更加偏好的内容（第二个活动选用偏好程度较低的）。每个活动所花费的时间应有所不同，同时还要增加活动之间的间隔时长。

第二阶段：跟随进程——与同伴学习。 如第一阶段所描述的步骤，学生学习观察同伴的行为，判断同伴是在进行原来的活动还是要转移至新活动。本阶段应让学生喜欢的同伴参与其中（有利于建立同伴偏好，请参考"社交兴趣"课程），这样可以为学生提供内在动机去决定在社交游戏的进程中是应该留下还是跟随同伴。

此外，内部刺激辅助最适用于本阶段。随着练习的进行，活动的转换方式应不再过于明显，首个活动选用孩子更加偏好的（第二个活动则选用偏好程度较低的）。每个活动所花费的时间应有所不同（在转换前的活动上花费更多的时间），同时还应增加活动之间的间隔时长，增加同伴群体的规模及活动的次数。

第三阶段：是否跟随同伴——在小组社交游戏中做出选择。 本阶段的目标是教会学生判断是否应该跟随其一同玩耍的同伴、选择继续原来的活动还是转换至进行不同活动的小组。这个课程帮助学生在自由活动当中，灵活做出选择。

第三阶段中可以考虑以下因素：

- 对活动的偏好
- 活动的完成度
- 对活动的满意度
- 活动的新颖性

· 对同伴的偏好

在训练初期我们要安排一系列对学生而言非常容易做出选择的情境（例如：学生较喜欢的同伴从已经结束且学生不太喜欢的活动，转换至另一个非常新颖且学生喜欢的活动；当开始一个新的且学生喜欢的活动时，我们可以安排学生不那么喜欢的同伴留在已完成的活动当中）。当学生"做出正确选择时"，在必要的情况下可提供外部强化物。随着时间的流逝，应改变不同的因素，使得选项不那么清晰（但或多或少地指向"正确"的选择）；撤除外部强化物（好的结果会从本质上自然强化好的选择），并从精心安排的游戏情境转移到自然发生的社交游戏情境。

替代学习

目标

· 通过观察其他人的行为后果进行学习
· 增强对学习制度的理解
· 培养更自然的行为管理方式
· 增强社交意识及对他人的兴趣
· 增强他人的强化作用
· 提高在小组中的自信

先备技能

· 对学习制度的基本理解
· 环境意识 *
· 观察学习 *
· 手势 *
· 对社交提示的基本理解
· 回忆（中间阶段）*
· 推理（后期阶段）

过程

这一课程在更加广泛的教学情境中教授学生该做什么，以及不要做什么，后者更为重要。通过观察同伴的行为后果，学生能够在不直接经历后果的情况下，学会监督并尽可能调整自己的行为。训练该技能最有效的方法是回合式教学法。

在这一课程中，我们的目标并不在于教导新技能，而是着眼于教导学生借助对情境的观察，判断行为是否恰当。例如，如果某项活动属于既定常规的一部分或该行为在预期之内，学生立即开始去做就值得表扬。若某项活动不属于既定常规的一部分，学生在开始之前可能需要先聆听老师具体的指令，所以不鼓励学生立即着手去做（既定的行为需要纠正性反馈）。学生需要辨别应在何时何地做出回应，需要根据环境提示做出判断（其他人呈现的行为及经历的后果），而不是依赖习惯和流程。在训练当中，我们要不断改变恰当及不恰当的行为，因为本课程的目标是建立在广泛的环境中培养替代学习的能力，并非改变特定行为。

第一至第三阶段之间，请参考第三阶段后的辅助区间。各个阶段应伴有相应的辅助区间，直至孩子能独立地进行替代学习。

第一阶段：学生能根据同伴经历的积极结果，做出适当的行为。在观察同伴经历某个行为（例如：上课、顺利执行指令、在没有辅助的情况下参与课堂常规）带来的积极结果后，向学生提供机会做出相同或相似的行为。如果学生做出目标行为，则应产生同样的积极后果。可提供辅助以促进学生高度参与和成功完成。接着系统地撤除辅助，以便目标行为最终能够尽量独立地出现。

第二阶段：在同伴因避免不当行为而产生了积极的后果时，学生也会改变不适当的行为。在学生做出轻度不当的行为时，让同伴在其身边表现出因克制该不当行为而获得积极的结果的样子。倘若同伴做出了适当的替代行为，应确保其会得到更大的奖励。如果学生看到同伴所得的结果后，停止了不当行为或做出适当的替代行为，那么也应得到与同伴相似的奖励。

第三阶段：在观察到同伴得到纠正性反馈后，学生能够学会避免不当的行为。当同伴在特定的刺激性情境中做出了不当的行为（例如：在上课时进行自我刺激）并得到纠正性反馈时，应让学生置身于同样的刺激性情境之中。如果学生克制住不当的行为，则提供奖励。

第1—3阶段的持续辅助	
跟随同伴行为结果后，学生练习机会的即时性： · 立即 · 延迟 与同伴的距离： · 较近 · 有一定的距离 同伴行为结果的显著性： · 夸张地表现 · 轻描淡写 学生对积极结果的喜欢程度： · 非常喜欢 · 有点喜欢	同伴消极行为结果的性质： · 中度 · 轻度 同伴的性格特点： · 学生非常熟悉/喜爱的类型 · 学生不熟悉/态度中立的类型 孩子与同伴行为的相似程度： · 一致 · 一定程度上相似

第四阶段：发展普遍适用的技能。随机呈现第一至第三阶段所描述的情境，使其无法预测。

第五阶段：提升环境的自然性。学生在自然及偶然发生的情境中，根据同伴行为的后果改变行为。

第六阶段：扩展替代学习。学生的行为是基于听说到的（了解）情况，但并未亲眼见到同伴所经历的后果。例如，同伴告诉学生："我在试图打开学校礼堂紧急出口的大门时惹了麻烦。"那么学生下次在学校礼堂时，就要避免触碰紧急出口。

建立集体归属感及社交影响力

目标

· 发展适龄的兴趣

· 提升对当下流行文化的意识及增加相关知识

· 提升对同伴的兴趣、进行社交的愿望及相处时的舒适度

· 强化对同伴影响及流行文化的敏感度

· 提升被同伴接纳的程度

先备技能

· 社交意识

· 环境意识

· 常识推理*

· 识别适龄的兴趣

· 社交类别

· "想和谁玩?"

· 交谈（中级）*

过程

第一阶段及第二阶段的目标是促进学生建立集体归属感。第三阶段及第四阶段旨在让部分学生能不被束缚，开放地接纳同伴、社交及文化影响。本课程的所有阶段都需要学生有较高的能力水平。部分学生可能只适用于前两个阶段；另一些学生，在经过第三及第四阶段后可能也只得到有限的发展。第三及第四阶段的主要目标并不是掌握技能，而是增强学生的敏感性，让学生能感受到不易察觉的社交影响。这一目标主要针对 13~18 岁的青少年。然而，一些阶段的内容（尤其是小组活动内容）也适用于学龄前及年纪较大的儿童。

第一阶段：建立集体归属感。学生根据个人的喜好制订一个"兴趣清单"。在制订该清单时，应考虑活动是否符合当下文化，因为集体活动通常与青少年的主流文化相关。

我们需要帮助学生收集这些兴趣活动的有关信息，并让学生开始参与其中。对于部分学生而言，可能需要使用互动教学法告知他们参与这些活动的理由。尽管通过参与活动获得内在动机也很重要，但学生一开始可能需要额外的奖励来帮助发展

兴趣，享受活动，并最终可能主动参与活动。我们需要告知学生家长详细的信息，在进行学生所选择的"兴趣清单"上的学生活动前（例如上网），有必要取得家长的许可。

随着兴趣的建立，可以让学生参与社交小组的活动及俱乐部活动（例如：乐队、电子游戏社团、动漫小组、圆桌喜剧活动、桌游小组），并确保这些活动和学生及其同伴的兴趣相符。

以下表格呈现的是学生对流行音乐感兴趣的示例：

兴趣：流行音乐
可进行的社交活动

· 听唱片	· 看演唱会
· 看音乐视频	· 玩与音乐相关的电子游戏
· 收听广播	· 音乐创作
· 在唱片店购物	· 参加粉丝俱乐部
· 学习乐器	· 加入学校舞团
· 浏览乐队网站	· 进入乐队聊天室
· 选择相关话题在班级里讨论	· 参加网络乐队比赛
· 表演节目	· 参加 KTV 聚会

在社群或是学校的情境中创建符合学生兴趣的社交小组或俱乐部是有必要的，其中有两个原因。首先，目前可能不存在有关的小组或俱乐部。其次，老师和治疗师通过帮助建立这些小组和俱乐部，进行更加深入的、系统化的教学。

第二阶段：集体归属感——评估及回顾。 在参加与兴趣相关的个人与集体活动后，学生需要评估自己的愉悦程度，以及是否还想要参与相关活动，并由此判断是要继续参加特定的活动，还是要去发掘其他相关的活动。例如，如果学生对流行音乐十分感兴趣，但是学校的乐队很无趣，那就可以想出其他与流行音乐相关的活动，让学生去尝试。

第三阶段：建立"群体效应"。 这个阶段旨在促进学生对群体效应的开放程度，并做出相应的回应。群体效应是微妙的现象，群体成员的共同活动或集体反应会增强个人的体验（例如：在演唱会中欢呼、在班级中集体犯傻、对辅导员说出挑衅的话语、老师一离开教室同学们就开始交头接耳、在电影院里与其他人一起大笑——相较于独自一人看喜剧时的表现）。这种群体效应可能会丰富参与者的体验及反应，增强体验感，留下深刻的印象。这一步骤的目标是让孩子更容易受到群体效应的影响。典型发育的孩子通常都会对这种影响产生反应。这是一个参与集体活动的方式，同时也可以对群体产生影响，最重要的是，孩子能从中学习并有所收获。

在进行第一阶段集体活动的同时，为学生创造感受群体效应的机会。例如，根据产生群体效应的可能性，由高至低地安排活动，或者教导小组成员如何创造出群体效应。可使用以下策略：

- 识别出学生更感兴趣的活动，兴趣越大，学生参与和受到群体影响的可能性就越大。

- 首先，创造"群体效应诱因"（诱发动机），强调集体活动的强化价值。通常的做法是增加集体行为中的"有趣因素"。以下是一些具体的群体效应诱因的例子：

  · 成员集体一起跺脚和拍手，并逐渐加快节奏，增加音量。

  · "装醉或装傻"游戏——根据学生的年龄分组，并分别测量男女生的吵闹程度。

  · 对年纪较小的学生可以准备一根悬挂星星的棍子或鱼竿手持着，让小组成员比赛，看谁先摘下星星。

  · 对年纪稍大的学生可以组织"打响指"的活动，当有人成功完成某件事情或是做了值得表扬的事情，学生或全班同学一起反复打响指。

- 倘若有必要进行辅助，可提供内部刺激辅助。让同伴突出表现群体效应，以吸引学生的注意，让其主动参与（例如：集体大声欢呼；大家明显地走神；表现得过度愚笨）。

- 将学生最有可能注意或是反应的群体效应由高至低排序，并据此设定相应的情境。要让学生系统地参与到情境之中。例如，先让其置身于只有声音的群体效应中，比如同伴大声喊叫"放寒假啦！放寒假啦！"然后过渡至更细微的群体效应，比如每个人都假装咳嗽。

- 最初可能需要使用外部强化物让学生对群体效应做出反应。然而，需要强化的不是学生对群体效应产生反应而做出的具体行为，而是反应本身（例如："看，你也加入我们了！"）。随着时间的推移，在学生对群体效应的意识逐渐提高，并能独立地做出反应后，可以撤除外部强化物。

- 变换群体效应的类型，在一日或一周中随机安排。目标是让学生能泛化对各种群体效应类型的敏感性。

第四阶段：建立社交影响力。 由于学生对产生群体效应的活动的接受度越来越高，接下来的步骤就是在当下的青少年文化中，促进学生增加其对同伴及社交影响力的易受性。

学生"对社交影响的敏感性"会表现在学习新的资讯及回应方式（语言及非语言）上，并因接触同伴群体及青少年文化而发展出新的兴趣、愿望或追求。这种发展没有明确的方向，仅依赖于学生受到的群体影响。这个阶段的目标是让学生进行更广泛的社交学习，这种学习机会既偶然又相当广泛（视情况和群体效应的类型而定）。学生会以特定的方式受到影响，例如对青少年文化产生兴趣、想要某件物品、学会某些流行语，或开始装模作样。同样，训练目标是泛化对同伴文化的敏感性，使其能够在不经意间受到影响。但是对学生在这个阶段的发展需要谨慎地监控，因为他们很可能会像其他青少年一样在同伴及流行文化的影响下，随波逐流。

可能对学生产生群体影响的方式如下：

· 第一阶段中所描述的同伴群体及俱乐部

· 音乐

· 电视节目

· 杂志

· 戏剧

· 电影

· 网页

· 书籍

· 网络社交

推荐的策略如下：

● 鼓励学生多接触与其兴趣相关的社交活动、小组或事件，增强学生对社交影响的敏感性。

● 如同第三阶段，通过提升学生对随机的青少年文化表现的接受程度，建立"对社交影响力的诱因"。

· 强调并提升特定青少年文化的强化价值。

● 在进行第四阶段的时候，向学生展现一些有关青少年文化的材料，材料内容要与学生在第一阶段及第二阶段建立的兴趣及参与的活动相关。以吸引人、有趣及新颖的方式向学生展现这些青少年文化，借此进一步提升其强化价值。一些具体的"对社交影响力的诱因"的例子如下：

· 在动漫俱乐部里，同伴反复激动地讨论新出的 DVD。

· 乐队成员身穿印有乐队名字的新 T 恤，旧 T 恤散落在周围。

· 竞技电子游戏团队的成员都使用电子游戏中角色使用的语言。

每种情境都有可能附着青少年文化的强化价值，从而提升学生被这种文化影响的可能性。

·为了促使学生随机自发地做出回应，可使用与第三阶段相似的辅助策略。这些辅助策略应该是展现更加吸引人的青少年文化（例如：风格、方式及装模作样的行为、音乐团体、名人及偶像、年轻人的消费品）。随着学生技能的发展，应撤除这些辅助。随着时间的推移，以更随机和更微妙的方式呈现这些内容。

·在学生接触到这些青少年文化之后，应向学生提问，让其立即回顾所见、所得、所学及所想的东西。但在大量练习之后，要系统地撤除这种具有高度干预性的辅助，因为这可能会影响练习结果的随意性及随机性。

·在学生表现出任何受到青少年文化影响的迹象后，要在必要时使用外部强化物或表扬。这些迹象可能包括产生新的兴趣、采纳新的风格和方式、渴望某个物品、使用特定的俚语，等等。切记，需要强化的并非具体的表现（比如穿上新衣），而是因社交影响而表现出的行为。我们可以使用诸如这样的表扬方式："我看见你玩滑板了，是和朋友学的吗？真的太棒了！"随着学生对社交影响接受性的增强，这些外部强化也应该尽可能在短时间内撤除。

·同伴及社交影响的情境和机会的设置应有其多样性。我们的目的并不是让学生对社交影响做出具体类型或形式的回应，而是使其能够广泛地接受来自各种渠道和各方面的青少年文化并受其影响。

社交关联

接纳及靠近同伴

目标

- 减少学生社交孤立及沉默的情况
- 在所有其他社交课程所需的领域开展工作
- 为进一步的社交技能教学提供机会

先备技能

- 能够在某个位置上停留一段时间 *
- 服从指令 *
- 理解依联 *

过程

递进式和系统化的课程教学是学生进步及全面转变的必要条件。尽管可以通过强化让学生参与活动和教学，但接下来的课程实质上属于以反射行为学习为导向（即脱敏）的训练。通过耐心和系统化的教学，学生不仅能够更长时间地忍受同伴的靠近，还有助于日后的社交教学。

第一阶段：制订治疗方案，帮助学生保持冷静。治疗方案包括听音乐、深呼吸、收紧或放松肌肉，或者任何其他有助于孩子进入轻松状态的方法或技能，但前提是不会对学生的注意力及反应能力产生不利影响。真正放松身心的方法是因人而异的。

第二阶段：设置情境。在安静舒适的环境中运用放松身心的技能，直至能持续保持平静。

第三阶段：设计等级。按照学生感到不适及无法容忍的社交距离，由远至近排序。例如，在最初的等级，可以让一名安静、没有威胁力的同伴出现在离学生 3 米的地方，站五秒钟。之后，在情境中根据阶段增加各方面的难度，直至出现最具压力、最具挑战情绪的要素——例如，学生肩并肩和两名同伴坐在一起，桌边还坐着三位其他同伴，大家在嘈杂的教室里进行为时半小时的活动。

第四阶段：系统地逐渐引入等级。当学生处于放松的状态时，引入第一等级的情境，即学生最能忍受的情况。如果学生表现出不适或感到压力，立即停止当时的场景（并在等级划分中发展压力和刺激更小的情境）。如果学生在进行的过程中能保持冷静，应重复当前步骤，直至学生能长时间保持冷静（约连续练习三次）。之后，进行下一步骤。以上过程贯穿于每个步骤，我们需要根据学生的反应，进行下一步骤或返回至上一步骤（然后再继续下一步骤）。

后续步骤

当学生能够在自然情境中的各种情况下，忍受同伴的存在时，才可以进行进一步的社交课程教学。

共同注意（进阶）

目标

- 提升社交参照能力
- 增强对社交环境的意识
- 加强社交联系及回应
- 开始建立及认识共享体验

先备技能

- 共同注意 *
- 接受性命名 *
- 接受性指令 *

过程

文献中的共同注意通常有两种：一种是让别人跟随你的动作或目光（例如：查看父母是否在看自己或是自己在观察的事物），另一种是自发地朝向别人在看的物品（看别人在看的物品）。这些关键技能是持续进行社交学习和发展社交意识的基础，也是建立社交联系的初期指标。

第一阶段：建立欲望。本阶段的重点是让学生产生对他人注意到自己的目光，并且跟随自己目光的渴望。可使用以下策略实现该目标。

● 把一个能引发学生兴趣和关注的物品放在学生附近（在此之前，可能有必要根据学生的具体情况，制订一份能让其产生强烈动机或产生巨大强化作用的物品清单）。该物品要能够吸引学生的注意。吸引注意的方式可以是突然发出声音、移动或释放出其他吸引关注的讯号。为了增加学生捕捉到其他人也被吸引了目光或关注的可能性，在学生朝向该物品时，老师要在学生视野内尽可能靠近有关物品。老师关注的内容既不是有关物品，也不是学生，而应按照以下步骤进行：

- 只要学生一面向该物品，老师就迅速朝向学生。
- 老师应紧随学生看该物品的目光。这个动作要表现得十分明显、生动及夸张（在刺激中发生的辅助），同时描述当时的情景，例如"你在看什么？……哇，太有趣了！""我也看见了！""你看见了什么？……原来是这个，我拿给你。"
- 随后对学生进行强化，最好使用该物品。
- 在此过程中，时机很重要：在学生看物品之前，老师不应看学生或是物品，也不应该在学生看物品之后太久才看物品。随着时间的推移，在学生建立起该技能后，可撤除辅助，并扩展教学内容，使情境更自然（例如：可改变老师的位置）。

- 老师应给学生提供一个封闭式（有明确的结束标志及成果的）任务。
  - 在学生完成任务并看着成果时，老师应快速跟随学生的目光，并做出与上文例子中相似的解说，例如"你在看什么？…哇，你做完了！"或"你做到了！"
  - 随后对学生进行强化。
  - 时机对建立强化条件至关重要。
- 如果学生有较好的表达能力，可以教他们在上述情境中使用语句指引他人跟随他们的目光。
  - 在学生朝向某物品、完成任务或是看见某种现象时，可使用辅助（例如：语言模仿辅助）来教授学生使用"看！"和"你来看看这个！"等语句。
  - 须尽快撤除辅助。
  - 老师应该在听到学生的口头请求后，以夸张的方式跟随学生的目光，并用语言告诉学生自己也注意到了该物品或是该现象，然后如前文所述，强化学生共同注意的行为。

第二阶段：扩展技能。在建立了共同注意的行为后，老师应训练学生在未成功获得他人对同一事物的关注之前要懂得坚持，然后才对学生进行强化。例如，学生必须要先看物品或成果，然后看老师，再看物品，之后才能获得强化；在老师注意到有关物品前，学生可以使用手势，或是用语言加手势的方式将老师的注意力引至相关物品，然后老师再给予强化。这种方法可以加强学生想要获得共同关注的愿望及为此所做的努力。

第三阶段："你看到我所看到的了吗？"本阶段及接下来的阶段教学生如何跟随别人的目光，步骤如下：

- 在桌子上放两个新的物品，让学生进行一个接受性命名的任务。
  - 老师坐在学生的对面。
  - 在辨认时，老师唯一能提供的辅助就是直接看向目标物品。
  - 作为前提，可能有必要使用额外辅助。辅助的形式可以是老师的头稍稍偏向目标物品。
  - 随着时间的推移，放置的物品越来越多，头部偏向的提示应越来越不明显，只用眼神来引导学生。
  - 尽管正确识别物品可能会得到强化，但使用眼神提示学生得到正确答案也会得到强化，因为在这些试验回合中辅助并没有消失。

第四阶段：通过跟随目光获得强化。这个阶段的过程如下：

● 老师在桌边对学生进行一对一的教学。

·该任务的难度符合学生的能力水平，以确保学生可以成功完成并获得强化的机会。

● 在学生成功完成任务后，老师不应直接给予他有形的强化物，而是应该对他说"（强化物的名称）在哪里？"

● 随后老师用目光暗示强化物的位置。

● 一旦学生成功跟随老师的目光，就可获得强化物。

·必要时，老师可以加上偏头或用目光给予辅助，然后逐渐撤除提示，只使用目光辅助。

● 经过多次练习后，老师不再口头提问强化物的位置，只使用目光提示。

● 一段时间之后，强化物应放在练习区域之外的位置。

第五阶段：开始泛化训练。先前是在桌边使用正确的刺激物或强化物（分别指先前阶段所提及的物品）练习，而现在则应在环境中进行远距离的练习。

第六阶段：让学生明白各种要跟随他人目光的理由。跟随他人目光不仅能用来提示正确答案或是强化物的位置，还能在其他时候识别自己中意的物品，找到完成任务所需的物品；在训练以外的情境中，跟随他人目光还能帮助学生发现奇特、引人注目及有趣的现象或活动。

提高社交兴趣及社交活动参与度

目标

· 增强环境意识
· 增加对他人的关注度
· 增强同伴的强化作用
· 增加被同伴环绕的兴趣和意愿
· 提高整体的社交动机
· 提升同伴互动的质量
· 培养同伴群体经历所需的先备技能
· 建立发展关系的必要技能

注意：除了提高社交兴趣及社交活动参与度之外，还必须努力培养学生的社交能力。如果没有社交技能来促成社交的成功，那么学生可能会不想参加社交活动，丧失社交兴趣，或对社交产生一种深刻而又痛苦的渴望，以及无法满足意愿的挫败感。

先备技能

· 接纳及靠近同伴
· 环境意识*
· 观察意识*
· 观察学习*

过程

本课程通过制定和呈现多种类型的情境和活动来提高学生和同伴社交的兴趣，提升同伴对学生的强化作用。相比第一阶段，第二阶段主要塑造更加完整和复杂的技能。第三阶段的目标是建立泛化技能。所有的阶段都需要同伴的协助和配合。

第一阶段：产生社交兴趣及参与社交活动的意愿。 设置能产生社交兴趣及增强特定同伴强化作用的情境和活动，可参考以下例子：

· 同伴挑选或玩学生喜欢的物品或玩具。
· 同伴拥有、隐藏或找到学生需要的物品（例如：瓶装果汁的吸管）。
· 同伴给学生奖励（练习结束时作为强化）。
· 同伴提供必要的辅助。
· 同伴作为学生观察学习的对象（例如：同伴用新方法玩学生喜欢的玩具；在办

别事物名称的练习中，同伴以非言语辅助供孩子观察）。

· 同伴参与新颖的活动。

· 同伴的到来（及随后与孩子进行互动/游戏）将学生从不喜欢的活动中"拯救"出来。

· 同伴让学生对某项活动或结果产生期待（例如：激动地说"这一定很棒!"或"我等不及休息了!"；玩了两次有趣的游戏后，同伴在开始第三次游戏前故意暂停，让学生产生期待和兴奋感）。

· 学生与同伴参与竞争性或合作性的活动（例如：赢得二人三足的比赛）。

· 同伴的参与使活动更加有趣（例如：同伴可以让旋转木马转得更快；同伴和学生一起踩踏板让玩具火箭飞得更高）。

· 选择需要两个人充分参与的活动，这样学生就必须和同伴一同参加（例如：摇摇板、拉玩具手推车、玩"滑动球"）。

· 只让学生在有同伴一同参与的情况下玩他十分喜欢的活动（例如：看特定的视频、做曲奇饼干、扔水球）。

在以上的各个情境中都有机会增强同伴的强化作用，也有助于学生以后再次参与这种社交活动，并获得强化。尽管以上情境中都包含了内在强化，但对于部分学生而言，可能还有必要提供额外的外部强化。这样做的目的并不只是增加他们进行社交的机会，还能够借这些机会提升他们的社交参与度，强化社交兴趣。

产生社交兴趣，与同伴社交且表现出同伴强化作用的例子如下：

· 一直跟随同伴

· 接近同伴，被同伴吸引

· 期待做出回应

· 寻求同伴的关注及接触

· 进一步靠近同伴或进行互动

· 共同注意

· 偏爱某个同伴

第二阶段：提高社交兴趣及参与社交活动的意愿。 此阶段的目标是通过塑造，帮助学生提高与同伴互动的质量（包括情感方面）及兴趣。增强参与度的强化方式也各有不同。如第一阶段是通过人为构造的情境和活动增加参与互动的机会。社交参与度在适当的情况下会因积极的反馈和更高层次的实物奖励而得到不同程度的强化。

随着时间的推移，接下来要从外在强化过渡到自然的内在强化，练习也要从人为的情境转移至更自然的情境之中。以下是社交参与度获得增强的例子：

- 更加热情地参与活动
- 更加一致的社交参照（共同注意）
- 更连贯、自发地对同伴进行各种模仿
- 增强竞争的驱动力
- 表现出更大的期待
- 对同伴的出现感到激动
- 同伴不在时表现得低落
- 主动选择或指定特定的同伴
- 寻求认可
- 避免指责

第三阶段：同伴群体。在这个阶段，要从对特定的某个同伴建立社交兴趣转移至对同伴群体产生兴趣。本阶段的目标是促使学生对同伴群体活动产生更大的兴趣，更积极地参与其中。与第一及第二阶段相同，起初先在人为构建的情境中进行练习，主要发挥同伴群体活动的强化作用，然后创造机会让学生产生兴趣并积极参与其中。必要时需要先教授孩子如何进行一些群体活动及项目。目标情境可包括以下例子：

- 进行学生喜欢的集体活动，或使用其喜爱的物品
- 小组里面有学生喜欢的同伴（已在先前的阶段中建立关系）
- 进行新奇、引人注目或秘密的集体活动
- 进行充满能量、积极互动、合作或竞争的活动（如接力赛）

如先前阶段一样，本阶段的目标是通过创设活动和机会，强化学生的兴趣和参与度。在本阶段学生体现出兴趣和参与度得到强化的行为可能有：

- 跟随集体活动
- 对集体活动表现出好奇
- 被集体活动吸引
- 积极参与集体活动

最后，如同第二阶段，逐渐撤除强化至自然结果，练习也从人为构建的场景过渡至自然情境。

成为合格的朋友

目标

· 培养增进真正友谊的能力

· 关注他人并建立联系

· 发展有利社交互动和建立社交关系的技能

· 提升在互动及社交方面的表现

先备技能

· 社交意识

· 社交沟通（中高级）*

· 社交互动（中高级）

· 推理技能

· 社交学习

过程

识别训练、互动教学法可用来教授以下技能要素。通过"泛化"课程的教学，学生将真正学到的技能应用于实际存在的关系及自然情境中，这是尤为重要的。本课程并未给出一个详尽的技能要素列表，因为成为合格的朋友或是建立良好友谊的过程中确实存在各种变数。无论如何，至少所列的技能要素可以最低限度地表现出其特征。

要素一：主动聆听并关注别人。此处的重点是意识到并理解同伴的沟通和行动（而不是以自我为中心或是集中于自我刺激）。

● 在和同伴对话或讨论时（开口前后）：

· 稍做停顿，不要思考自己说了什么或要说什么。

· 注意同伴在说的话和在做的事情。

· 自己心里重复一遍刚才听见和看见的内容。

· 检查自己是否明白了刚刚听见和看见的东西。（如果还不清楚，提出需要进一步说明的问题："我不明白你的意思。"如果理解了，就继续对话。）

· 可及时添加其他对话要素。

要素2：知道他人的喜恶。这需要学生留心同伴的话语、选择及行动，因为其中会透露出同伴喜欢及不喜欢某些事物（例如：物品、活动、事物、娱乐项目）的信息及提示。对于有推理能力的学生而言，重点应放在教他们运用推理能力来了解别人的喜恶上。要先在结构化的情境中进行训练，然后再过渡至自然的环境之中。

要素 3：朋友间的沟通。通过进行一连串的识别训练，教授学生合格的朋友之间沟通的方式、类型和方法（例如：坦诚的对话、相互分享、因顾及他人的情感而说出善意的谎言或保守秘密）。之后让学生在与朋友真实对话时应用这些技能（或将目标定位为发展真正的友谊）。例子如下：

- 坦诚：
  - 坦诚的程度。
  - 何时该坦诚。
  - 因坦诚可能对别人造成伤害的情况。
- 给予建议：
  - 何时给予建议（是别人征求你的意见吗?）。
  - 哪方面的建议?
  - 当建议不只是建议。
  - 礼貌地拒绝。
- 善意的谎言：
  - 善意的谎言对比普通的谎言。
  - 什么时候可以说善意的谎言?
- 个人信息：
  - 为何要分享个人信息?
  - 哪些可以分享，哪些不能分享。
  - 何时分享。
  - 分享的方式。

要素 4：友谊中的互惠性、收获和付出。通过识别训练及技能教学，让学生理解真正的友谊是互相的，双方都能受益，并学会有助于维持友谊互惠性的行为。教学内容如下：

- 付出与收获。
- 相互帮助。
- 同等的努力与付出。
- 同等的相互支持程度。

要素 5：礼貌、尊重及感激。教学的目标是通过识别训练教授学生如何尊重朋友。例如以下用于教授"感激"的任务分析：

在朋友做出一个善意的行为后：

- 评估该行为善意的程度：

  · 小的善举。

  · 大的善举。

- 如果是小的善举：

  · 用积极和热情的语气表示感谢（例如："真的非常感谢!"）。

  · 表示日后可能会给予回报（例如："你有需要时我也会这么做的"）。

- 如果是大的善举：

  · 用热情的语气表示感谢。

  · 用行为表示感激（例如：给对方发信息表示感谢；绘制一张特别的感谢卡；赠送一些糖果或小礼物）。

要素 6：共同的兴趣爱好、共同参与的活动。如何教授该方面的技能，请参考"建立集体归属感及社交影响力"课程。

要素 7：分享经历及共同经历。如何教授该方面的技能，请参考"学会分享"课程。

要素 8：预测他人的感受、喜好及行为。如何教授该方面的技能，请参考"换位思考"课程。

要素 9：讨论及有建设性的争论。如何教授该方面的技能，请参考"争论、讨论、说服及妥协"课程。

要素 10：同理心及关心。如何教授该进阶技能，请参考"表达关心与同情"课程。

要素 11：妥协与朋友优先。该要素强调的是在何种情境中应该将他人放在首位、该怎么做以及如何做出妥协。首先要训练学生区分哪些是重要的，哪些是不重要的，其次是训练学生掌握灵活处理的能力。以下是针对"朋友优先"的任务分析例子：

- 你和朋友在决定和选择上无法达成一致时：

  · 思考你想要什么。

  · 思考朋友想要什么。

- 衡量并比较你和朋友各自想要的东西的重要性。

- 加入其他相关因素用以权衡。例如：

  · 上次遵循了谁的决定。

  · 朋友对你的重要性。

  · 你想或需要向朋友表现出感激的程度。

- 在坚持自己的意愿与以朋友优先之间进行权衡。

- 如果实在不想放弃自己想要的：

· 试着妥协（任务分析在本课程之后）。

· 以礼貌的方式结束讨论。

● 如果放弃自己意愿的想法占更大比例，则把朋友的需求放在首位。

下文是有关"妥协"的任务分析案例。

● 你和朋友无法在决定和选择上达成一致时：

· 思考分歧中对你最重要的部分以及你能够放弃的部分。

· 问朋友是否也能这样做。

· 如果朋友做不到：

· 按照朋友的意愿进行（参考《孤独症儿童行为管理策略及行为治疗课程》一书中"勇于表达自己"课程）。

· 礼貌地结束讨论（例如："抱歉，这次没办法了"或"下次再决定吧"）。

· 如果朋友能做到：

· 问自己"一无所有"是否比至少从妥协中"获得一部分"要好。

· 如果"一无所有"更好，则礼貌地结束讨论。

· 如果"获得一部分"更好，则问朋友对他而言重要的部分及可以放弃的部分。

· 讨论自己和朋友都看重的部分是否能兼容（同时实现、用其他方式实现，等等。）

· 如果双方均能妥协，则结束讨论，继续下一步。

· 如果无法妥协，则再次重复上文的步骤（试着减少各自看重的部分，增加可放弃的部分，这样有助于双方达成妥协/协议）。

· 如果第二次尝试仍不奏效，那么礼貌地结束讨论。

· 如果第二次尝试后达成了妥协，那么结束讨论，继续下面的步骤。

要素 12：维护自己。 如何教授该方面的技能，请参考《孤独症儿童行为管理策略及行为治疗课程》一书中的"勇于表达自己"课程。

要素 13：支持他人及获得他人支持。 这一要素所需的能力包括在朋友情绪低落时予以陪伴（参考"学会分享"课程）、为朋友的成就感到开心（参考"学会分享"课程）、倾听朋友发泄情绪、常伴朋友身边、让朋友常伴自己身边。

起初，在结构化的角色扮演中进行练习，目标是让学生学会使用带有感情的语句，采取一系列步骤或行动。之后逐步过渡至真实的场景之中。"表达关心并予以支持"的任务分析如下：

● 如果朋友表现出情绪低落：

- 靠近朋友。

  - 在保有个人空间（一般为 1 米左右）的前提下，尽可能地靠近朋友身旁。
  - 学生在整个互动期间直接面向朋友。

- 学生在整个互动期间做出适当的眼神接触。

  - 一般的眼神接触（例如：目光转移或向下，然后再次回到朋友身上）。

- 学生做出与情绪变化相一致的表情（例如：感兴趣、担忧、关心、积极聆听）。

- 轻声细语，语气表现尊重。

- 学生的身体姿态保持放松。

  - 学生根据当时的情境及朋友的位置，放松站立或坐直。
  - 学生的身体稍稍倾向朋友。

- 学生进行一般的询问，表示关心（例如："你还好吗？"或"你没事吧？"）。

- 如果朋友并没有回答，或者说他不需要任何帮助或支持，学生可以稍等 10 至 15 秒，然后表明如以后有需要，自己可以提供帮助（例如："如果有任何需要，告诉我。"）。

- 如果朋友回答，并表明需要帮助，学生应针对朋友的回答，更具体地提问（例如："怎么了？"）。

- 无论朋友是否进一步说明，学生都可以询问朋友需不需要自己帮忙改善当前的状况。

- 如果朋友给出了肯定的回答：

  - 学生根据请求给予适当及可行的帮助。

- 如果朋友给出了否定的回答：

  - 学生简单地用语言或是动作表明自己理解（例如说"好的"或点头）。
  - 学生表明愿意提供后续帮助，例如"有问题的话告诉我"或"还有其他需要我帮忙的吗？"（如果已经提供了帮助）。
  - 学生再次对朋友做出表示关心的行为，例如轻轻拍打朋友的背部或是点头。

表达关心与同情

目标

· 提高社交关系的质量

· 与他人分享情感经历

· 回应他人的情感需求

· 增加社交意识、联系及敏感性

先备技能

· 情绪 *

· 原因与结果 *

· 推理技能

· 换位思考

过程

第一层次，培养学生意识并理解他人情感需求的能力。然后学习对他人表现出的情感做出适当关切的回应。可以采用一对一或是小组的形式进行该阶段的教学，在小组教学中学生有机会直接与同伴进行练习。

第二层次，提升学生体验及建立真实同理情感的能力。此层次的目标不仅是让学生做出或是说出表示同情的行为或是话语，而且发展个人内在的同理感受，从而达到建立真正同理心的目的。因为第二层次以反射行为学习为导向（即脱敏）的方法教授学生做出情感回应，可能还需要更明显的强化促进学生参与活动。可同时教授第一层次及第二层次。

第一层次：

第一阶段：情感的因果关系。学生学习识别可能引发某种情绪结果的情境，以及产生特定情绪的原因。例如：

· "男孩很开心，因为他的团队马上就要获胜了。"

· "她会感到懊恼，因为她刚刚从自行车上摔了下来。"

· "他可能会感到嫉妒，因为他的同学获奖了。"

学生学习根据情境中存在的前兆，预测可能的情绪结果，或者在有事先提示的情况下，根据所描述的情感结果，解释可能的原因及先前的状况。

策略 1：观看有熟人出现或表演的视频或电影片段。

策略 2：角色扮演。

策略 3：观察现实中发生的事件。

第二阶段：对他人的情绪给予回应，表示关心。 在别人经历某种情绪的时候，学生需要明确并说明适当的回应方式。考虑因素如下：

- 立即回应是否适当或者合理？
  - ·如果答案是否定的，学生需要进一步判断何时做出回应较为适当。
- 学生辨认多种回应方式：
  - ·如何做可以缓解他人的感受？
  - ·如何表现出感同身受（"我也经历过"）。
  - ·如何向对方表现出支持（给予安慰的笑容或动作；问对方"我还能帮到什么？"）。

在此阶段，还要讨论到性别差异、文化问题、适龄性、面子、隐私因素及时机因素。"关心式回应"的练习例子如下：

- 老师："如果看见同学摔倒了，你该怎么做？"
  - ·合理的回应：询问对方是否有事，找成人帮忙。
- 老师："你的弟弟找不到作业本，感到很担心，你该怎么做？"
  - ·合理的回应：说"需要我帮你找吗？"，提议帮他重做家庭作业。
- 老师："你的朋友刚刚赢得一场比赛。"
  - ·合理的回应：与他击掌，说"恭喜你！"
- 老师："你的好朋友被老师责备了。"
  - ·合理的回应：下课后去看望他，告诉他"我也挨骂过，不过我没放在心上，老师现在还很喜欢我"。

第一步：讨论问题及相关因素。

第二步：识别训练。

学生观看视频、看故事书或绘本，判断其中人物的回应是否表现出关心。如果没有，学生需要说明其他表示关心的回应；如果有，学生应说明原因，并给出其他适当的回应。

第三步：进行角色扮演，在其他人出现情绪问题时给予回应。

练习中应有意包含学生日常生活中会遇到的情境，尤其是具有挑战性的情境（例如：兄弟姐妹间的小摩擦、别人情绪不佳的时候学生正忙于其他事情）。在角色扮演中变换角色，让学生能够有机会既对给予支持与理解又对获得支持与理解有所体验。

然而，有时在别人出现情绪问题时给予适当回应，对方也可能报以不当的回应。

对于具备更高阶能力的学生而言，有必要通过角色扮演的方式帮他们解决这种类型的问题。例如，在对方感到十分尴尬的时候，他可能不会接受你的关心和询问。在这种情况下，学生要知道"她对你无礼并不是因为你做得不对。"

第三阶段：安排情境——停下当前活动，了解周围状况。向学生呈现一天中会遇到的各种情境，在这些情境中他需要对别人的情绪状态做出回应。在这个阶段，学生需要停下当下的活动，判断情况，了解发生了什么事情。例如：

- 老师假装下楼梯滑倒，书掉在了地上。
- 人物1搭积木搭到一半，人物2过来把搭好的部分给推倒。
- 同伴绞尽脑汁未能解出作业的答案，感到很沮丧，然后推开凳子站起来，说自己需要休息一下。

随着时间的推移，可以在学生没有空闲的时候（例如：正参与自己十分喜欢的活动、快要完成某项任务的时候）呈现上述有关情景。此外，应让有关情景逐渐变得不可预测，发生得越来越自然。之后再在分别展现人的各种情绪的场景中练习。

第四阶段：安排情境——给予回应，以表关心。向学生呈现一天中会遇到的各种情境，在这些情境中他需要对别人的情绪状态做出回应。于此阶段，在学生停下当下的活动，判断情况后，应给予对方适当的回应（参考第二阶段）。

如先前阶段一样，逐渐提升情境中回应的难度，增加事件的不可预测性及微妙性。学生除了要认识（及强化）适当的关心行为之外，还应该知道哪些行为是不适当的回应（例如：嘲笑他人、在某人心烦时长时间盯着对方、对方想独自静一静的时候不停地说话）。

第二层次：

第一阶段：同理的情感反应——自己。开始这一步骤前需要准备充足的关于学生自己和其他人的视频素材。学生需要观看自己出现各种情绪反应的情境的视频。本阶段的目标是让学生在观看视频时能激发出和真实体验一样的情绪。然而，此时是"远程"情绪反应，未与事件同步发生，反应针对的也是"其他人"（即使是学生自己，视频也会带来些许的分离感）。确保让学生体验积极和消极两种情绪（一般先从体验积极的情绪开始，然后再过渡至消极的情绪）。例子如下：

- 收到奖品。
- 轻微的烦恼状况（例如：头发上粘有口香糖、擦破膝盖）。
- 戏剧表演。
- 被球击中，被嘲笑。
- 去游乐园。

如果视频中的情境并没有引起情绪反应，那么学生可能需要观看更近期发生的事件（例如：在发生某件事情之后，立刻观看视频）或影响更大的事件。也可尝试本课程最后说明的其他方法。

第二阶段：同理的情感反应——他人。在第一阶段成功引起情感共鸣之后，让学生观看生活中与之亲密的人的相关视频。本阶段的目的是，让学生能通过观看视频，对较远距离的其他人产生相应的情感反应。学生需要观看展露积极和消极两种情绪的情境的视频。

慢慢地，观看的可以是其他人（例如：最爱的角色、体育人物、名人等除朋友和家庭成员以外的人物）的视频。训练要分层次进行，即先从对学生最重要的人开始，然后以此类推。不要求学生对与其无关的人做出同理的情感反应。

如果学生并没有对视频中的内容出现共情反应，那么可能有必要在其观看其他人的视频之前，先观看他自己经历某种情绪状态的视频。将其他人的视频素材与学生自己的视频片段相联系也是非常重要的。也可尝试本课程最后说明的其他方法。

第三阶段：同理的情感反应——真人示范。掌握第二阶段的技能之后，将课程逐步过渡至真人示范的情境之中，让学生观察能够引起共鸣的情境，并在最终参与这种情境。先让与学生亲近的人参与情境，之后换成对学生有一定重要性（但没那么亲近）的人参与。经过多次练习之后，可以减少人为构建的情境，逐步在自然的情境中监督学生的同理情感反应。

第二层次（第一及第二阶段）的替代方法：引导想象法

对于一些学生来说，此处所说明的技能可用作替代方法，逐渐引起学生同理的情感反应，并建立同理心。

让学生闭眼放松，听老师讲故事或是叙述一个事件。首先，描述一个学生真实经历过的事件，让其思考当时的感受。这样做是为了唤起学生经历该事件时的情感反应。在未达成情感反应之前不要进入下一个阶段。如前所述，先从积极的内容开始。在学生掌握该步骤之后，可以逐步有计划地将叙述的故事和事件扩展至可能发生的情境，或是其他人已经经历或可能发生的事件。例如：

• "还记得你赢得拼写比赛的场景吗？你最后正确拼写出单词的时候，所有人都跳起来为你欢呼。你当时笑得十分开心。还记得当时的感受吗？噢，我看见你在笑！"

• "还记得那天在休息时玩球的情景吗？有个男生告诉你，说你出局了，但你并不同意他的说法。你十分生气，开始大哭，想要解释。但是其他的孩子都开始嘲笑你，让你退场。告诉我你听我描述这件事情时你的感受。"

刚开始练习时，可以使用"情绪表"来表达感受。学生可以通过情绪表更详尽地描述自己的感受。练习的主要目标是让学生与所述情境建立联系，并能产生一致的同理的情感反应。成功完成练习之后，再进入第二层次的第三阶段。

作者简介

米切尔·陶布曼（Mitchell Taubman，Ph. D.），20 世纪 70 年代初期就读于美国加州大学洛杉矶分校（UCLA）获得学士学位，与伊瓦尔·洛瓦斯（Ivar Lovaas）博士共事，对有孤独症、注意力缺陷障碍及其他发育障碍的儿童进行干预。他随后进入堪萨斯大学深造，跟随导师蒙特罗斯·沃尔夫（Montrose Wolf）以及应用行为分析的奠基人罗纳德·贝尔（Donald Bear）博士、托德·里斯利（Todd Risely）博士和詹姆斯·谢尔曼（James Sherman）博士学习。获取博士学位后，陶布曼博士在加州大学洛杉矶分校任兼职心理学助理教授一职，并与洛瓦斯博士一同参与了一项孤独症治疗研究项目。主要研究兴趣之一是互动教学法，将堪萨斯模式引入孤独症的干预之中。完成博士后工作之后，陶布曼博士取得临床心理学家执照，并担任"直接对话（Straight-Talk）"项目的临床主管，这一项目为有孤独症和其他发育障碍的成人提供入院式治疗及日间治疗。陶布曼博士目前担任治疗机构"孤独症伙伴（Autism Partnership）"的联席董事，负责在世界各地开展对孤独症干预的监督、培训及咨询事宜。

罗恩·利夫（Ron Leaf，Ph. D.），心理学家，在孤独症相关领域拥有 30 多年的工作经验。利夫博士在美国加州大学洛杉矶分校获得学士学位，一直跟随伊瓦尔·洛瓦斯教授学习，在其指导下获得博士学位。在加州大学洛杉矶分校接受专业培训期间，利夫博士担任临床督导、讲师以及"孤独症青少年项目（Young Autism Project）"的临时负责人，大量参与这一项目的研究调查，参与撰写《我的书》及制作该书配套的录像带。利夫博士担任"直接对话"项目发育障碍服务部主管长达 15 年，同时还是行为治疗及学习中心（Behavior Therapy and Learning Center，一家美国的精神健康机构）的执行董事，为世界各地的家庭、学校、日间课程以及入院式治疗机构提供咨询服务。利夫博士是《孤独症儿童行为管理策略及行为治疗课程》一书的合著者。

约翰·麦克伊钦（John McEachin，Ph. D.），心理学家，主要工作是为有孤独症及发育障碍的青少年及成人提供广泛的行为干预，拥有 35 年以上的经验。在伊瓦尔·洛瓦斯教授的指导下在美国加州大学洛杉矶分校进行硕士研究生的学习，并参与了"孤独症青少年项目"，在进行学习和工作的 11 年间，麦克伊钦博士曾担任临床督导、研究及教学助理、客座教授及代理负责人等多种职务，于 1987 年获得临床心理学博士，1993 年发表了对于接受其密集行为治疗的孤独症儿童长期跟踪研究的结果。麦克伊钦博士自 1987 年起担任"直接对话"项目在加州斯格纳尔山分部的发育障碍服务部临床负责人，在世界各地展开演讲，向无数家庭及机构提供了咨询服务，协助课程开展，并对家长、家庭工作小组及机构工作人员提供指导。1994 年与利夫博士共同创立"孤独症伙伴"，作为联合创办人兼董事，也是《孤独症儿童行为管理策略及行为治疗课程》一书的合著者。

其他贡献作者：

马琳·德里斯科尔（Marlene Driscoll，LMFT），家庭及婚姻治疗师，专注于为孤独症家庭提供帮助，已经有 20 多年的相关工作经验。目前是孤独症伙伴海豹滩办事处的区域总监，负责临床监督、课程制订及督导。马琳于 1992 年起就作为行为治疗顾问与利夫博士和麦克伊钦博士共事，同时也担任学习中心（该中心主要为有发展障碍儿童的家庭提供培训）的顾问。马琳于 1996 年获得洛约拉马利蒙特大学的辅导学硕士学位，将自己所学的行为干预与孤独症干预训练相结合，为孤独症家庭提供辅导服务，在应用行为分析与孤独症儿童的早期干预领域有着丰富的工作经验。

B. J. 弗里曼（B. J. Freeman，Ph. D.），美国加州大学洛杉矶分校医学院医学心理学荣誉教授，美国加州大学洛杉矶分校孤独症评估诊疗中心的创办人及前主任，也是美国加州大学洛杉矶分校早期儿童部分住院计划的联合创始人。弗里曼博士是孤独症儿童及成人诊断、心理评估和治疗方面的国际权威，在孤独症领域的期刊和书籍上发表了 100 多篇文章，退休后也继续在洛杉矶进行孤独症领域的相关研究。

阿莱恩·库尤姆吉安（Alyne Kuyumjian，M. S.），理学硕士，在加州大学河滨分校获得心理学学士学位，于圣克劳德州立大学获得应用行为分析硕士学位。2005 年起在孤独症伙伴与陶布曼博士、利夫博士及麦克伊钦博士共事。目前，库龙姆吉安女士是孤独症伙伴的项目协调员，负责监督学生课程安排及工作人员培训，她还为美国各地的学区和家庭提供咨询和培训。

　　贾斯廷·利夫（Justin Leaf，Ph. D.），于堪萨斯大学获得博士学位，在儿童、青少年及成人孤独症及其他发展障碍治疗方面有超过 8 年的工作经验。利夫博士在孤独症伙伴担任行为治疗师兼研究协调员。其研究重点是孤独症儿童社交技能、发展友谊的课程以及比较不同的教学方法。利夫博士在专业期刊上发表过论文，并且在国家和州级的会议和邀请活动中发表过演讲。

　　卡伦·麦金农（Karen McKinnon，M. Ed，Psych.，MAPS），心理学家，教育心理学硕士。麦金农女士是澳洲孤独症伙伴的区域总监，1995 年起就致力于应用行为分析领域的研究工作，为澳洲当地和世界其他地区的孤独症儿童家庭提供咨询服务，工作内容包括：诊断评估、心理咨询、学校咨询、监督家庭及学校的行为干预课程，同时还有孤独症伙伴员工的专业培训。

　　特雷瑟·帕克（Tracee Parker，Ph. D.），于 1990 年获得美国加州大学洛杉矶分校的心理学博士学位，在孤独症及发展障碍领域有超过 25 年的工作经验。帕克博士曾参与洛瓦斯博士的孤独症青少年项目，担任教学和研究助理以及诊疗部门的主管。帕克博士在"直接对话"项目中工作了 12 年，一直担任副主任的职务。目前，帕克博士是孤独症伙伴的临床助理及行为治疗与学习中心的副主任。

　　朱莉娅·皮科克（Julia Peacock，M. S.），认证行为分析师（BCBA），获得加州大学欧文分校的心理学和社会行为学学士学位以及明尼苏达州圣克劳德州立大学的应用行为分析硕士学位。2000 年加入英国孤独症伙伴，2005 年成为区域总监，负责英国当地的临床监督、课程制订和员工培训，曾于国际议会上发表演讲，向英国及其他地区的家庭和学校提供咨询服务。

　　乔恩·拉富斯（Jon Rafuse，M. A.），1988 年于美国加州大学洛杉矶分校获得心理学学士学位，1991 年于安提阿大学获得临床心理学硕士学位。1992 年，拉富斯先生在马萨诸塞州的五月研究所（May Institue）工作，为孤独症学生开办了校外集体宿舍。

　　尤利特·萨尔图克拉奥卢（Julide Saltuklaroglu），卡尔加里孤独症伙伴办事处的区域总监，1993 年起就负责孤独症儿童及青少年的监督指导及应用行为分析的实施工作。萨尔图克拉奥卢女士曾经担任研究助理职务，为加拿大西部的家庭和学校提供课程监督和咨询，并作为现场行为顾问指导夏威夷毛伊岛的孤独症青少年的应用行为分析示范课程。萨尔图克拉奥卢女士同时还是卡尔加里地区行为治疗及学习中心的主任及行为顾问。

安德烈亚·瓦克斯（Andrea Waks，J. D.，M. A.），孤独症伙伴的客户服务总监，曾与陶布曼博士、利夫博士以及麦克伊钦博士在"孤独症青少年"项目、行为治疗及学习中心、"直接对话"及孤独症伙伴项目中合作，于 20 世纪 70 年代末在美国加州大学洛杉矶分校的"孤独症青少年项目"中担任高级治疗师、研究助理和助教工作。沃克斯女士于 1983 年在佩珀代因大学获得普通心理学硕士学位，于 1993 年攻读法律学位。目前，沃克斯女士的工作内容为行为评估、实行个别化教育计划、政策审查以及为全国范围内的家庭和学区提供咨询服务。

图书在版编目（CIP）数据

孤独症人士社交技能评估与训练课程/（美）米切尔·陶布曼（Mitchell Taubman）等著；王思逸等译. -- 北京：华夏出版社有限公司，2023.8

书名原文：Crafting Connections: Contemporary Applied Behavior Analysis for Enriching the Social Lives of Persons with Autism Spectrum Disorder

ISBN 978-7-5222-0468-0

Ⅰ.①孤… Ⅱ.①米… ②王… Ⅲ.①孤独症－康复训练 Ⅳ.①R749.990.9

中国国家版本馆 CIP 数据核字（2023）第 077328 号

北京市版权局著作权合同登记号：图字 01-2022-2362 号

孤独症人士社交技能评估与训练课程

作　　者	[美]米切尔·陶布曼 等
译　　者	王思逸 等
责任编辑	许　婷　马佳琪

出版发行	华夏出版社有限公司
经　　销	新华书店
印　　装	三河市少明印务有限公司
版　　次	2023 年 8 月北京第 1 版　　2023 年 8 月北京第 1 次印刷
开　　本	787×1092　1/16 开
印　　张	14.5
字　　数	300 千字
定　　价	68.00 元

华夏出版社有限公司　地址：北京市东直门外香河园北里 4 号　　邮编：100028
网址：www.hxph.com.cn　　电话：（010）64663331（转）
若发现本版图书有印装质量问题，请与我社营销中心联系调换。